Das Bewegungsprogramm nach dem Herzinfarkt

Klaus Breyer · Simone Harland

Das Bewegungsprogramm nach dem Herzinfarkt

Ein Übungsbuch für Herz und Kreislauf

HamppVerlag

In der Medizin werden fast täglich neue Erkenntnisse gewonnen. Neue Untersuchungs-, Behandlungsmethoden und Medikamente verdrängen oft rasch die alten. Das vorliegende Buch wurde mit der größten Sorgfalt recherchiert und geschrieben, doch können Autoren, Redaktion und Verlag für die Gültigkeit des Inhalts nicht haftbar gemacht werden. Die Leser müssen daher die Beipackzettel von Arzneimitteln lesen, die dort angegebenen Dosierungsempfehlungen befolgen und sich über mögliche Nebenwirkungen informieren. Entscheidungen zur Behandlung einer Erkrankung sind zusammen mit dem Arzt zu treffen.

Redaktion und Fotos: MediText, Stuttgart
Gymnastikfotos u. S. 76: MediText; Bayer AG: S. 8
Layout: Hampp Verlag, Stuttgart
Umschlaggestaltung: Winfried Bährle
Umschlagfoto: MediText, Stuttgart
Druck & Bindung: Franz Spiegel Buch GmbH, Ulm

Printed in Germany
ISBN 3-930723-15-8

Inhalt

Vorwort

Zu den bedrohlichsten Situationen im Leben eines Menschen gehört sicherlich der Herzinfarkt. Die meisten Überlebenden berichten, daß sie zum Zeitpunkt des Infarkts nicht nur unter den typischen Beschwerden wie Atemnot und Schmerzen im Brustkorb, sondern auch unter fürchterlichen Ängsten und Beklemmungen gelitten hätten. Nach dem Herzinfarkt ist daher für die meisten Betroffenen längst nicht mehr alles, wie es vorher war. So gut wie alle machen sich Gedanken, warum es gerade sie getroffen hat, und viele planen bereits im Krankenhaus, ihr Leben zu ändern, damit es nicht zu einem weiteren Infarkt kommt – schließlich wissen mittlerweile die meisten Menschen, daß es eine große Anzahl von Faktoren (zum Beispiel Streß, Bluthochdruck) gibt, die das Risiko eines Herzinfarkts erhöhen.

Dieses Buch will Herzinfarktpatienten dabei helfen, einem weiteren Infarkt vorzubeugen. Natürlich gibt es auch all denjenigen Tips, deren Risiko für Herz-Kreislauf-Erkrankungen erhöht ist. Es zeigt, wie Sie mit Hilfe der richtigen Ernährung, aber vor allem durch Bewegung die Gefahr eines erneuten Herzinfarkts minimieren. Schließlich wird die körperliche Belastbarkeit und damit auch die Belastbarkeit des Herzens durch Fitneßübungen erheblich erhöht. Doch nicht nur das: Auch die Blutfettwerte sinken in der Regel nach regelmäßigem Training. In diesem Buch finden Sie etwa 110 Übungen, die für Herzinfarktpatienten geeignet sind – Sie haben also die Möglichkeit, sich ein Trainingsprogramm mit Übungen zusammenzustellen, die Ihnen besonders zusagen. Einen Schwerpunkt bildet das Entspannungstraining, das dazu beiträgt, den Streß, unter dem viele Herzinfarktpatienten stehen, besser zu bewältigen.

Vor Beginn Ihres Fitneßtrainings müssen Sie aber in jedem Fall den Arzt fragen, ob und wenn ja, wie stark Sie sich belasten dürfen. Übernehmen dürfen Sie sich bei den Übungen selbstverständlich auch nicht. Trainieren Sie so, daß es Ihnen Freude, aber keine körperlichen Probleme bereitet. Natürlich erfahren Sie in diesem Ratgeber auch, wie das Herz-Kreislauf-System funktioniert, wie es zum Herzinfarkt kommt, welche

Faktoren bei der Entstehung von Herz-Kreislauf-Erkrankungen eine Rolle spielen und wie Herzkrankheiten behandelt werden. Einen weiteren Schwerpunkt dieses Buches bildet das Kapitel über die richtige Ernährung bei Herzkrankheiten. Denn auch durch die Auswahl der Nahrungsmittel können Sie sich vor einem Herzinfarkt schützen.

Zusammengefaßt gibt Ihnen dieses Buch vor allem Antworten auf die Frage, welche Wege Sie selbst einschreiten können, um einer Herzkrankheit vorzubeugen.

Die Autoren

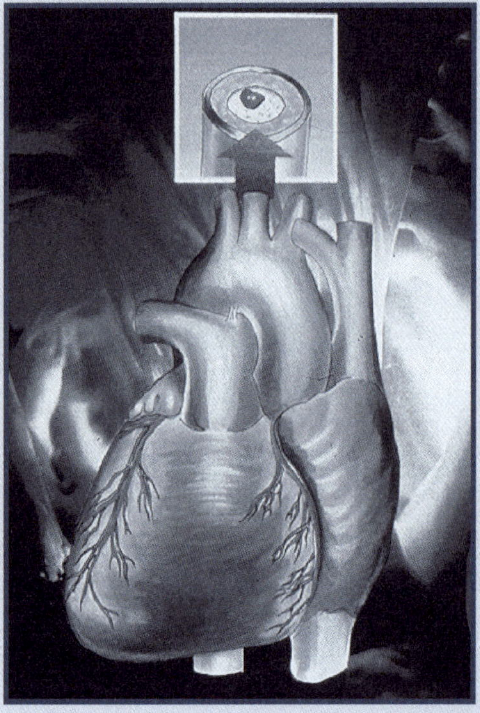

Wenn das Herz aus dem Takt gerät

Das Herz verrichtet normalerweise seine Arbeit, ohne daß wir davon viel mitbekommen. Die meisten Menschen spüren ihr Herz nur, wenn es bei körperlicher oder seelischer Belastung „bis zum Hals" schlägt. Wenn es dann plötzlich nicht mehr wie sonst funktioniert, ist das für die Betroffenen ein ungeheurer Schock, und sie fragen sich, wie es dazu kommen konnte. Das folgende Kapitel gibt Ihnen Antwort auf diese Frage, erklärt, wie das Herz-Kreislauf-System funktioniert, und beschreibt, wie Herzkrankheiten behandelt werden.

Das Herz-Kreislauf-System

Auch wenn das Herz ein großer Muskel und nicht der Sitz der Gefühle oder gar der Seele ist, spielt es doch eine überaus wichtige Rolle für den menschlichen Körper. Ohne das Herz, das alle Organe sowie das Gewebe mit Blut versorgt, können wir nicht überleben – wenn es nicht richtig funktioniert, sind oft schwere körperliche Beeinträchtigungen die Folge. Wie aber arbeitet das Herz, und wie hängt es mit dem Blutkreislauf zusammen?

Der Mittelpunkt des Blutkreislaufs

Über das Blut werden die Zellen des Körpers mit Sauerstoff und Nährstoffen versorgt, es nimmt außerdem verbrauchte Luft (Kohlendioxid) sowie Abbauprodukte des Organismus auf, damit sie vom Körper über die Lungen, die Nieren oder über die Haut an die Luft abgegeben oder ausgeschieden werden können. Den Mittelpunkt des Blutkreislaufs stellt das Herz dar. Das Herz pumpt „frisches", sauerstoffreiches Blut in die Adern, die vom Herzen weg führen (Arterien). Die Arterien verzweigen sich, damit auch wirklich das gesamte Gewebe des Körpers mit dem frischen, hellroten Blut versorgt werden kann. Die kleinsten Blutgefäße, durch die Sauerstoff und Nährstoffe an die Zellen abgegeben werden und die die Abbauprodukte der Zellen aufnehmen, heißen Kapillaren.

Die Organe und das Gewebe „entnehmen" dem Blut alles, was sie brauchen, und reichern es mit Kohlendioxid an. Dieses sauerstoffarme und daher dunklere Blut wird wiederum über andere Adern, die als Venen bekannt sind, zum Herzen transportiert. Das Herz pumpt das verbrauchte Blut in die Lunge, wo es erneut mit Sauerstoff „beladen" wird. Außerdem wird das Kohlendioxid an die Lungenbläschen abgegeben, damit es beim Ausatmen den Körper verläßt. Hat das Blut die Lunge durchlaufen, fließt es zurück ins Herz, und der gesamte Blutkreislauf kann von vorn beginnen. Selbstverständlich wird auch das Herz über diesen Kreislauf mit dem notwendigen Sauerstoff und lebenswichtigen Nährstoffen versorgt.

Das Herz und wie es arbeitet

Das Herz ist ein faustgroßer Hohlmuskel, der über die großen Hohlvenen und die Hauptarterie des Körpers (Aorta) an den Blutkreislauf angeschlossen ist. Weitere Adern verbinden das Herz mit der Lunge. Die Herzkranzgefäße (Koronararterien), die sich um das Herz ziehen und Verzweigungen bilden, versorgen das Herz mit sauerstoffreichem Blut. Diesen Adern kommt bei einem Herzinfarkt eine besondere Rolle zu.

Um den Körper mit Blut zu versorgen, arbeitet das Herz wie eine Pumpe – der Muskel zieht sich zusammen, und das Blut wird in die Arterien gedrückt. Das Herz vollbringt wahre Höchstleistungen: In der Regel zieht es sich über 90 000mal pro Tag zusammen.

Damit sich im Herz das sauerstoffarme nicht mit dem sauerstoffreichen Blut vermischen kann, ist das Herz in zwei Hälften aufgeteilt. Diese Hälften bestehen wiederum aus zwei Teilen, dem Vorhof und der Herzkammer, die durch die Herzklappen miteinander verbunden sind. Die Herzklappen verhindern, daß das Blut entgegen der Fließrichtung zurücklaufen kann. Weitere Herzklappen verschließen die Lungenarterie, die die rechte Herzkammer mit der Lunge verbindet, und die Aorta, die sich an die linke Herzkammer anschließt.

In der rechten Herzhälfte kommt das verbrauchte Blut an. Es durchläuft den rechten Vorhof und die rechte Herzkammer. Dann gelangt es in die Lungenarterie, wird von der Lunge mit Sauerstoff angereichert und fließt durch die Lungenvenen in die linke Herzhälfte. Das Blut passiert den linken Vorhof, die linke Herzkammer und wird von dort in die Aorta gepumpt, die den Organismus mit frischem Blut versorgt.

Das Herz muß sich zusammenziehen, damit das Blut das Herz durchfließen kann und in Lunge und Körper gepumpt wird. Dieser Vorgang verläuft in zwei Phasen: Zunächst ziehen sich die Vorhöfe des Herzens zusammen. Dabei öffnen sich die Herzklappen zwischen Vorhöfen und Herzkammern, und das Blut fließt in die Kammern. Dann schließen sich diese Herzklappen wieder. Anschließend kontrahieren die Herzkammern. Die Herzklappen, die die Blutgefäße abdichten, öffnen sich. Das Blut wird in Lungenarterie und Aorta gepumpt. Ist das geschehen, dichten die Herzklappen die Herzkammern wieder ab. Das Schließen der Herzklappen ruft die Herztöne hervor.

Der Blutdruck – was ist das?

Das Herz muß Kraft aufwenden, damit das Blut durch die Blutgefäße fließt. Diesen Druck, den das Herz auf das Blut ausüben muß, bezeichnet man als Blutdruck. Er wird in zwei Phasen gemessen – schließlich verläuft auch die Kontraktion des Herzens in zwei Phasen. Der Druck, den die Herzkammern beim Zusammenziehen auf das Blut ausüben, ist wesentlich stärker als der Druck bei der Kontraktion der Vorhöfe. Das ist auch ganz verständlich, müssen die Herzkammern das Blut doch in die Arterien drücken und dafür sorgen, daß es alle Organe erreicht. Die Vorhöfe hingegen brauchen das Blut „nur" in die nebenliegenden Herzkammern zu pressen, was wesentlich weniger Druck erfordert – die Herzkammern sind während dieses Vorgangs erschlafft. Den Blutdruck, der bei Entleerung der Herzkammern gemessen wird, bezeichnet man als Systole, den Druck, den die Vorhöfe auf das Blut ausüben, als Diastole. Der erste Wert, der beim Blutdruckmessen angegeben wird, ist immer die Systole, der zweite stets die Diastole.

Die Höhe des Blutdrucks ist abhängig von der Weite der Arterien und der Menge des Bluts, die in einer bestimmten Zeit durch die Arterien gepumpt wird. Erhöht das Herz in einer aufregenden Situation beispielsweise seine Schlagfrequenz um mehrere Schläge pro Minute, wird mehr Blut durch die Arterien gepumpt als im Ruhezustand in einer Minute – der Blutdruck steigt. Sind die Arterien verengt, muß das Herz das Blut mit mehr Druck durch die Blutgefäße pressen, damit der gesamte Körper mit Blut versorgt werden kann – natürlich ist auch dann der Blutdruck erhöht.

Geregelt wird der Blutdruck durch ein kompliziertes Zusammenspiel des zentralen Nervensystems und verschiedener Hormone. Abhängig ist seine Höhe unter anderem von der jeweiligen Tätigkeit, die ausgeübt wird, aber auch von anderen Faktoren wie Übergewicht und Streß. Im Normalfall reguliert der Organismus den Blutdruck so, daß er bestimmte Werte nicht oder nur für kurze Zeit übersteigt oder unterschreitet.

Der Sinusknoten – Taktgeber des Herzens

Verantwortlich für die ununterbrochene Pumptätigkeit des Herzens ist der sogenannte Sinusknoten. Dies ist ein „Zellhaufen", der in der Wand des rechten Herzvorhofs liegt und elektrische Impulse an die Herzvorhöfe und die Herzkammern aussendet Der Sinusknoten sorgt dafür, daß die Kontraktion der Herzvorhöfe und der Herzkammern in der richtigen Reihenfolge erfolgt. Er reguliert zudem die Schlagfrequenz des Herzens. Arbeitet der Sinusknoten nicht mehr richtig, treten Beschwerden wie Herzrhythmusstörungen auf.

Die Adern, durch die das Blut fließt

Das Herz preßt das Blut unter großem Druck in die Blutgefäße. Die Arterien, in die das Blut zuerst gelangt, müssen deshalb über sehr stabile, elastische Wände verfügen, damit sie nicht beschädigt werden. Die Wände der Arterien müssen sich zudem der durch sie hindurchfließenden Blutmenge anpassen können, ohne an Elastizität zu verlieren. Bei körperlichen Belastungen fließen schließlich größere Mengen Blut durch die Arterien als im Ruhezustand.

Aus diesem Grund bestehen die Arterien aus vier übereinanderliegenden Schichten: einer Innenwand, einer Schicht aus elastischen Fasern, einer Lage Muskelfasern und einer Außenwand. Dieser komplizierte Aufbau verleiht den Arterien größtmögliche Stabilität und Elastizität.

Die Arterien verzweigen sich auf dem Weg durch den Körper, damit alle Zellen des Körpers mit Blut versorgt werden können. Die kleinsten Blutgefäße, die Kapillaren, sind für den Austausch der Nährstoffe mit den Abbauprodukten der Zellen und für die Sauerstoffversorgung zuständig. Sie leiten das Blut in die Venen, die es zum Herzen befördern.

Die Venen sind weniger stabil als die Arterien. Dies hat auch seinen Grund: Das Blut fließt mit weitaus weniger Druck durch sie hindurch. Sie sind also nicht so einer starken Belastung ausgesetzt. Die Venen bestehen daher nur aus drei Gewebsschichten; ihnen fehlt die Lage elastischer Fasern. Allerdings verfügen sie über eine Vorrichtung, die die Arterien nicht besitzen: die Venenklappen. Diese Klappen im Inneren der Venen verhindern, daß das Blut zurück in die Arterien fließt.

Venen

Wohin führen die Venen?

Die kleineren Venen münden in die untere und die obere Hohlvene.

Die „Verkalkung" der Arterien

Arteriosklerose, die Verengung und Verhärtung der Arterien, ist – nach bisherigen Erkenntnissen – eine der Hauptursachen für die Entstehung von Herzinfarkten. Verengen sich die Koronararterien, die dem Herz Sauerstoff und Nährstoffe zuführen, infolge arteriosklerotischer Veränderungen, kann es dazu kommen, daß bestimmte Teile des Herzens nur noch unzureichend versorgt werden. Zum Absterben von Gewebebezirken im Herzen – dem Infarkt – kommt es schließlich, wenn sich eine Arterie völlig verschließt. Was genau ist jedoch nun Arteriosklerose und wie entsteht sie?

Wenn sich Fette in den Arterien ablagern

Gesunde Arterien besitzen glatte, elastische Innenwände. Zudem verengen oder weiten sich die Arterien, je nachdem mit welchem Druck das Blut durch die Gefäße fließt. Mit den Jahren dringen jedoch Stoffe aus der Nahrung, vor allem bestimmte Fettstoffe, in die Zellzwischenräume der Arterieninnenwand ein und lagern sich dort ab. Dies führt zu Veränderungen in der Arterienwand, vor allem zu einer Vermehrung von Bindegewebszellen, was wiederum die Verhärtung der Arterien zur Folge hat. Die Arterien verlieren an Elastizität und können sich dem Blutdruck nicht mehr so gut anpassen.

An der veränderten Gefäßwand können sich nun vermehrt Fettstoffe, vor allem Cholesterin, eine fettähnliche Substanz, ablagern. Die Fettablagerungen werden als Atherome bezeichnet. Die in ihnen enthaltenen Stoffe lösen zudem Entzündungen aus, was zu weiteren Veränderungen und Wunden in der Arterienwand führt. In den Fettablagerungen setzen sich zudem Mineralstoffe wie Kalzium fest, die zur Verhärtung der Ablagerungen führen. Diese verhärteten Ablagerungen bezeichnet man als atheromatöse Plaques. Die Arterienwände werden an den Stellen, an denen sich die Plaques befinden, noch unelastischer, und die Öffnung, durch die das Blut fließt, verengt sich. Die Folge: Das Blut kann die Arterien nicht länger völlig ungehindert passieren; außerdem können sich die Arterien nicht mehr problemlos weitstellen oder verengen. Die Gewebe und Organe, zu denen die geschädigten Arterien führen, werden schlechter mit Blut versorgt.

An sich gehört eine langsam verlaufende Arteriosklerose zum normalen Alterungsprozeß hinzu. Sie stellt jedoch eine Gefahr dar, wenn weitere Risikofaktoren hinzukommen, die den Prozeß der Arterienverkalkung beschleunigen. Zu diesen Risikofaktoren gehört unter anderem der Bluthochdruck. Wahrscheinlich kommt es infolge des ständigen hohen Blutdrucks zu Verletzungen an den Arterieninnenwänden. In diesen kleinen Wunden setzen sich vermehrt Fettstoffe ab – die Verengung und Verhärtung der Arterien wird beschleunigt. Vergleichbar ist dieser Prozeß mit der Ablagerung von Kalk in einem eisernen Wasserrohr – an Stellen, an denen das Wasserrohr bereits durch Rost angegriffen ist, kann sich Kalk besser absetzen.

Die Rolle des Cholesterins

Fettstreifen können sich auch an den Arterieninnenwänden ablagern, wenn bestimmte Fette in zu großer Menge in der Nahrung enthalten sind. Im Blut sind die Fette aus der Nahrung an Eiweiße (Proteine) gekoppelt. Diese Kombination von Fetten und Eiweißen wird Lipoprotein genannt. Alle Lipoproteine enthalten den Stoff Cholesterin, den der Organismus unter anderem zur Herstellung von Hormonen benötigt. Manche dieser Lipoproteine haben jedoch einen höheren Anteil an Cholesterin als andere - die Lipoproteine mit niedriger Dichte, Low-Density-Lipoprotein (LDL), haben einen wesentlich höheren Cholesteringehalt als die Lipoproteine hoher Dichte (High-Density-Lipoprotein, HDL).

Gefährlich für die Arterien können die LDL-Cholesterine werden, wenn sie dem Körper in großen Mengen mit der Nahrung zugeführt werden, denn nur eine gewisse Menge der LDL-Cholesterine kann von den Zellen weiterverarbeitet werden. Der Rest der LDL-Cholesterine bleibt im Blut und lagert sich im ungünstigsten Fall an den Gefäßwänden ab. Schließlich setzen sich noch weitere Stoffe aus der Nahrung, die im Blut gelöst sind, ab und verhärten die Atherome. Die HDL hingegen helfen, überschüssige, im Blut befindliche LDL-Cholesterine abzubauen. Sie schützen die Arterien vor der Bildung von Fettablagerungen.

Was passiert beim Herzinfarkt?

Damit Organe ihre Funktion ausüben können, müssen sie durch das Blut ständig mit Sauerstoff und Nährstoffen versorgt werden, denn ihre Tätigkeit erfordert Energie. Ist die Blutversorgung durch die Verengung der Arterien infolge einer Arteriosklerose eingeschränkt, kann ein Organ nicht mehr die volle Leistung erbringen. Wird die Blutversorgung gar abgeschnitten, weil eine Arterie verstopft ist, sterben Zellen in dem betroffenen Organ ab. Wenn eine für die Versorgung des Organs überaus wichtige Arterie von dem Verschluß betroffen ist, können Teile des Organs – im Extremfall das gesamte Organ – ihre Funktion einstellen.

Bei einem Herzinfarkt kommt es zu einer Verstopfung einer der Koronararterien oder ihrer Abzweigungen. Die plötzliche Unterbrechung der Sauerstoffversorgung hat für das Herz fatale Folgen, da seine Zellen nur kurze Zeit ohne Sauerstoff auskommen. Der von der Blutzufuhr abgeschnittene Teil des Herzmuskels stirbt ab. Gelingt es nicht, die betroffene Arterie innerhalb weniger Stunden wieder zu öffnen, sind alle Zellen des betroffenen Herzabschnitts unwiderruflich zerstört. Ist eine der Hauptkoronararterien verstopft, ist das Leben des Patienten akut gefährdet – es ist deshalb unbedingt notwendig, bei Verdacht auf Herzinfarkt sofort den Notarzt zu rufen!

Gefährliche Blutgerinnsel und Koronarkrämpfe

Wie kommt es nun aber zu einer Verstopfung der Koronararterien oder ihrer Zweige? Dort, wo Arterien durch Ablagerungen stark verengt sind, fließt das Blut nicht mehr störungsfrei hindurch. Dadurch steigt die Gefahr, daß sich ein Blutgerinnsel, auch Thrombus genannt, bildet. Dieses Blutgerinnsel kann nun in der durch Arteriosklerose verengten Arterie stecken bleiben und sie verstopfen. Löst es sich nicht spontan wieder auf oder wird es nicht durch Medikamente wieder aufgelöst, ist ein Herzinfarkt die Folge.

Aber auch ohne die Bildung eines Blutgerinnsels kann es zu einem Herzinfarkt kommen: Bestimmte vom Körper ausgeschüttete Substanzen, vor allem die Hormone, die in Streßsituationen ausgeschüttet werden, können einen sogenannten Koronarkrampf verursachen. Bei diesem Koronarkrampf verengt sich eine Koronararterie, bestimmte Bestandteile des Blutes, die Blutplättchen, die unter anderem bei der Gerinnung des Blutes eine wichtige Rolle spielen, verkleben miteinander. Infolge dieser Abläufe verschließt sich im schlimmsten Fall die Koronararterie, und es kommt zu einem Herzinfarkt. In vielen Fällen stellt sich die verkrampfte Arterie von selbst wieder weit, so daß das Schlimmste verhindert wird.

Symptome und Folgen

Starke, dumpfe Schmerzen in der Mitte der Brust, die möglicherweise bis in die Arme ausstrahlen, Atemnot, ein Gefühl der Beengung, Todesangst, Herzrasen und plötzliche Schweißausbrüche: Das sind die Symptome, die man gemeinhin mit einem Herzinfarkt in Verbindung bringt. Ein Herzinfarkt kann, muß sich jedoch nicht mit diesen eindeutigen Symptomen bemerkbar machen. In manchen Fällen kündigt er sich nur durch ein dumpfes Gefühl im Oberbauch oder Schmerzen in der Brustmitte an, die nicht klar zugeordnet werden können. Manche Patienten verwechseln die Schmerzen mit den Beschwerden einer Angina pectoris. Bei einer Angina pectoris, die die Vorstufe zum Herzinfarkt darstellen kann, sind die Herzkranzgefäße verengt – sie lassen weniger Blut durch als gesunde Koronararterien. Kleinere Herzinfarkte können auch „stumm" verlaufen – der Patient bemerkt sie gar nicht.

Achtung

Bei Verdacht auf einen Herzinfarkt müssen Sie selbstverständlich sofort den Notarzt benachrichtigen oder benachrichtigen lassen!

Ein Herzinfarkt kann jederzeit auftreten: mitten im schlimmsten Streß, aber auch im Zustand völliger Ruhe. Es muß sofort gehandelt werden, denn wenn ein Teil des Herzmuskels abstirbt, kann das Herz den Körper nicht mehr mit Blut versorgen. Der Tod ist die Folge.

Nach einem überstandenen Infarkt ist das Herz in jedem Fall nicht mehr so leistungsfähig – das bedeutet, der Patient darf sich nicht zu großen Belastungen aussetzen. Wenn der Sinusknoten in Mitleidenschaft gezogen wurde, muß ein Herzschrittmacher eingesetzt werden.

Risiken für Herz und Kreislauf

Es gibt eine große Anzahl von Faktoren, die die Gefahr eines Herzinfarktes erhöhen. Manche davon kann man durch die Veränderung von Lebensgewohnheiten beeinflussen, andere sind unabänderlich. Je mehr dieser Risikofaktoren bei dem einzelnen zusammentreffen, um so größer ist die Gefahr, einen Herzinfarkt zu erleiden.

Risiken, die man nicht ausschalten kann

Männer bis zum Alter von etwa 50 Jahren sind stärker als Frauen der gleichen Altersgruppe gefährdet, eine koronare (die Koronararterien betreffende) Herzerkrankung zu entwickeln. Allerdings erhöht sich nach den Wechseljahren auch für Frauen das Risiko, einen Herzinfarkt zu erleiden. Man vermutet, daß das Sexualhormon Östrogen, das nach den Wechseljahren vom weiblichen Körper nur noch in geringen Mengen hergestellt wird, Frauen vor einer Herzerkrankung schützt.

Vermutlich spielen auch die Erbanlagen eine Rolle bei der Entstehung von Herzkrankheiten. Die Mitglieder von Familien, in denen bereits Herzerkrankungen vorkamen, haben ein erhöhtes Risiko, ebenfalls zu erkranken.

Selbstverständlich ist auch das Alter von Bedeutung – schließlich gehört die Arteriosklerose – die Hauptursache für Herzerkrankungen – zum normalen Alterungsprozeß hinzu. Daher gilt: Je älter jemand ist, um so wahrscheinlicher wird eine Herzkrankheit.

Faktoren, die zu Bluthochdruck führen

Wer einen hohen Blutdruck hat, dessen Arterien sind einer Dauerbelastung ausgesetzt. Verletzungen der Arterienwände, an denen sich Ablagerungen bilden, treten bei Hypertonie (so der Fachausdruck für hohen Blutdruck) häufiger auf. Die Folge: Menschen mit hohem Blutdruck haben ein erhöhtes Herzinfarktrisiko. Von leicht erhöhtem Blutdruck spricht man bereits, wenn der systolische Wert im Ruhezustand bei 140 Millimeter Quecksilber (mm HG), und der diastolische Wert bei 90 mm

HG liegt. Von hohem Blutdruck ist die Rede, wenn die Systole 160 mm HG und die Diastole 95 mm HG übersteigt. Gegen hohen Blutdruck kann man etwas unternehmen, indem man folgende Risikofaktoren (soweit möglich) ausschaltet, die zu einer Hypertonie beitragen, zum Teil die Arterien auch noch auf andere Weise schädigen, wodurch das Risiko von Herzerkrankungen zusätzlich erhöht wird:

- Übergewicht
- Rauchen (verengt zudem die Gefäße, verringert die Sauerstoffmenge im Blut und schädigt die Gefäßinnenwände)
- Übermäßiger Alkoholkonsum
- Bewegungsmangel
- Übermäßige Salzaufnahme
- Streß
- Bestimmte Medikamente (zum Beispiel die Antibabypille)
- Allerdings gibt es auch Erkrankungen (zum Beispiel der Nieren, Diabetes), durch die es zu hohem Blutdruck kommen kann.

Gefahren durch erhöhte Blutfettwerte

Die Rolle der LDL-Cholesterine bei der Entstehung von Arteriosklerose kennen Sie schon: Sind zu viele dieser gefäßschädigenden Cholesterine im Blut enthalten, bilden sich rascher Ablagerungen an den Gefäßwänden, durch die Arterien verengt werden. Aber auch die sogenannten Triglyzeride, die ebenfalls zu den Fetten zählen, tragen in gewissem Maß zur Schädigung der Arterien bei – jedoch nicht so stark wie die LDL-Cholesterine. Erhöhte Blutfettwerte, vor allem ein erhöhter Cholesterinspiegel (ab 200 Milligramm Cholesterin pro Deziliter Blut), können daher auch das Risiko für Herzinfarkt erhöhen. Bei einem Cholesterinspiegel von 240 mg/Deziliter (dl) Blut sollten die LDL- sowie die HDL-Werte extra gemessen werden. HDL – Sie erinnern sich – schützen die Arterien. Liegt der LDL-Wert über 160 mg/dl Blut und der HDL-Wert unter 35 mg/dl ist eine Umstellung der Ernährung notwendig, denn all diese Fette werden mit der Nahrung aufgenommen. LDL sowie Triglyzeride (die schlechten Fette) kommen vor allem in Fleisch und anderen tierischen Produkten wie Milch und Käse vor. HDL hingegen sind in pflanzlichen Produkten wie pflanzlichen Fetten und Ölen enthalten.

Hilfe für das Herz

Egal, ob infolge einer Verengung von Koronargefäßen Herzbeschwerden auftreten, die gemeinhin als Angina pectoris bezeichnet werden, oder ob es bereits zum Herzinfarkt gekommen ist – immer muß der Arzt über die Behandlung der Herzerkrankung entscheiden. Er hat die Wahl zwischen der medikamentösen Therapie der Krankheit und der operativen Behandlung. Bei stark verengten Gefäßen besteht zum Beispiel die Möglichkeit der sogenannten Bypassoperation. Zudem können die Gefäße durch eine sogenannte Ballondilatation geweitet werden. In der Regel müssen auch nach chirurgischen Eingriffen weiter Medikamente genommen werden, um das Risiko einer erneuten Herzerkrankung zu minimieren.

Hemmung der Blutgerinnung

Vor allem nach einem Herzinfarkt werden Mittel eingesetzt, die die Blutgerinnung hemmen. Dadurch soll verhindert werden, daß sich Blutgerinnsel bilden, die verengte Arterien verstopfen. Das bekannteste Mittel mit dieser Wirkung ist Marcumar. In jedem Fall muß der Patient zu regelmäßigen, oft wöchentlichen Kontrolluntersuchungen gehen, um zu bestimmen, wie hoch das Mittel dosiert wird. Schließlich kann es bei zu starker Dosierung dazukommen, daß schwere, schlecht stillbare Blutungen selbst aus kleineren Wunden auftreten. Gemeinsam mit Acetylsalicylsäure (ASS), die unter dem Handelsnamen Aspirin besser bekannt ist, darf Marcumar in keinem Fall genommen werden.

Nach einiger Zeit erhält der Patient statt Marcumar meist ASS. Aspirin hemmt nämlich ebenfalls das Zusammenkleben der Blutplättchen und damit die Gerinnung – es ist in der Regel jedoch besser verträglich.

Senkung des Blutdrucks

Bei Bluthochdruck werden Herzinfarkt- und Angina-Patienten zudem meist blutdrucksenkende Mittel verordnet. Damit soll einer der größten Risikofaktoren für Herzerkrankungen ausgeschaltet werden – schließlich begünstigt Bluthochdruck die Verengung der Gefäße, da sie durch Bluthochdruck beschädigt werden können.

Zur Behandlung von Bluthochdruck steht eine Vielzahl von Medikamente zur Auswahl: Die sogenannten Betablocker bremsen vor allem in Streß- und Belastungssituationen den Anstieg des Blutdrucks, indem sie auf das vegetative Nervensystem Einfluß nehmen, das den Blutdruck in solchen Situationen ansteigen läßt. Eine ähnliche Wirkung hat das sogenannte Reserpin.

Aber auch Kalziumantagonisten, die die Blutgefäße erweitern und entspannen und dadurch den Blutdruck senken, werden eingesetzt. Genauso ACE-Hemmer, die den Blutdruck senken, indem sie die Wirkung eines Hormons hemmen, das die Arterien verengt.

Diuretika, welche die Wasserausscheidung des Körpers durch die Nieren erhöhen, sowie die Gruppe der Imidazolin-Rezeptoren tragen ebenfalls zur Senkung des Blutdrucks bei.

Es gibt noch einige andere Substanzen, die gegen Bluthochdruck eingesetzt werden. Für wen welches Mittel geeignet ist, muß letztlich der Arzt entscheiden. Schließlich können einige Mittel unerwünschte Wirkungen haben, die bei manchen Patienten eher auftreten als bei anderen. Bestimmte Mittel dürfen zudem nicht mit anderen Medikamenten kombiniert werden, weil es sonst zu möglicherweise gefährlichen Wechselwirkungen zwischen den Präparaten kommen kann. All dies wird der Arzt beachten, wenn er Ihnen ein Arzneimittel verschreibt.

Mittel, die das Herz unterstützen

Liegt eine Angina pectoris vor, arbeitet das Herz manchmal nicht so, wie es eigentlich soll. In diesem Fall können Medikamente helfen, die die Leistung des Herzens erhöhen und die Beschwerden eines Angina-Anfalls (Beklemmungen, ausstrahlende Herzschmerzen) lindern, weil sie die Herzkranzgefäße weiten. Zu diesen Mitteln gehören die Nitrate, darunter das Nitroglyzerin (Bestandteil des Dynamits), das als Spray oder Tablette, die unter die Zunge gelegt wird, bei einem akuten Anfall hilft. Es gibt aber auch Nitrate, die eine länger andauernde Wirkung entfalten und zur Vorbeugung gegen Angina-Anfälle eingesetzt werden.

Auch Digitalispräparate helfen in den oben genannten Fällen. Allerdings müssen sie vom Arzt verabreicht werden, da sie bei zu hoher Dosierung das Leben des Patienten bedrohen.

Die Ballondilatation – was ist das?

Mit der Ballondilatation können verengte Koronararterien wieder geweitet werden. Sie bietet sich in der Regel jedoch nur an, wenn nicht allzu viele Engstellen, auch Stenosen genannt, in den Arterien aufzufinden sind und nur wenige Blutgefäße betroffen sind. In diesem Fall führt der Arzt einen dünnen Schlauch, einen sogenannten Katheter, in die Arterie ein. Ein kleiner Ballon liegt in dem Katheter. Der Katheter wird so weit durch die Arterie vorgeschoben, bis der Ballon die enge Stelle in der Arterie erreicht hat. Nun wird der Ballon genau am Ort der Stenose aufgeblasen, wodurch die Arterie geweitet wird und die Stenose zwar nicht ganz, aber so weit behoben wird, daß das Blut wieder ungehindert durch die Arterie fließen kann.

Leider kommt es in nicht wenigen Fällen nach einiger Zeit an derselben Stelle wieder zu einer Arterienverengung. In der Regel wird den Patienten, bei denen eine Ballondilatation durchgeführt wurde, ein Medikament verschrieben, das die Blutgerinnungsfähigkeit etwas herabsetzt, wodurch die Gefahr einer erneuten Stenose verringert wird.

Die Bypassoperation – die Umleitung des Bluts

Finden sich Stenosen in mehreren Koronararterien, bietet sich eine Bypassoperation an. Bypass ist das englische Wort für Umleitung, und eine Umleitung für das Blut wird während dieses chirurgischen Eingriffs auch „eingesetzt". Der Operateur setzt ein Zwischenstück in die Koronararterie ein, das den Teil der Arterie, der durch die Stenose von der Blutversorgung nahezu abgeschnitten ist, direkt mit der Aorta verbindet, so daß die Blutversorgung des gesamten Herzens durch den Eingriff wieder gewährleistet wird.

> **Ratschlag**
>
> *Nehmen Sie alle Medikamente, die Ihnen nach Herzoperation verschrieben werden, gewissenhaft ein. Sie beugen damit dem erneuten Auftreten einer Verstopfung der Koronararterien vor.*

Als Verbindung zwischen Aorta und Herzkranzgefäß wird – wenn möglich – eine Vene verwendet, die aus dem Unter- oder dem Oberschenkel stammt. Aber auch eine bestimmte Arterie, die innerhalb des Brustkorbs verläuft, kann direkt mit dem von der Blutzufuhr nahezu abgeschnittenen Teil des Herzkranzgefäßes verbunden werden – bei dieser Form der Operation entfällt allerdings der Umweg über die Aorta.

Leider besteht auch bei der Bypassoperation die Gefahr, daß sich die „Umleitung" verengt. Medikamente, die die Verklebung der Blutplättchen hemmen, müssen daher nach jeder Bypassoperation unbedingt genommen werden. Zu den Medikamenten, die verabreicht werden, zählen Marcumar und ASS.

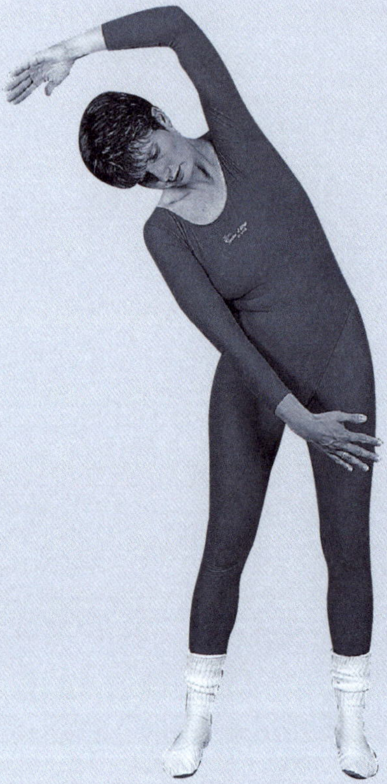

Training
für Herz und Kreislauf

Gezieltes Training kann die Leistungsfähigkeit des Herzens nach einem Infarkt wieder erhöhen. Zudem wirkt körperliche Bewegung einem der wichtigsten Risikofaktoren für den Herzinfarkt, dem Bluthochdruck, entgegen. Höchste Zeit also mit Übungen zu beginnen, die Herz und Kreislauf stärken! Allerdings gilt: Vor Beginn des Trainings sollten Sie in jedem Fall mit Ihrem Arzt sprechen. Zudem sollen Sie sich bei den Übungen zwar anstrengen, aber nicht überanstrengen! Übertreiben dürfen Sie Ihr Fitneßtraining in keinem Fall!

Aufwärmen

Schritt zur Seite

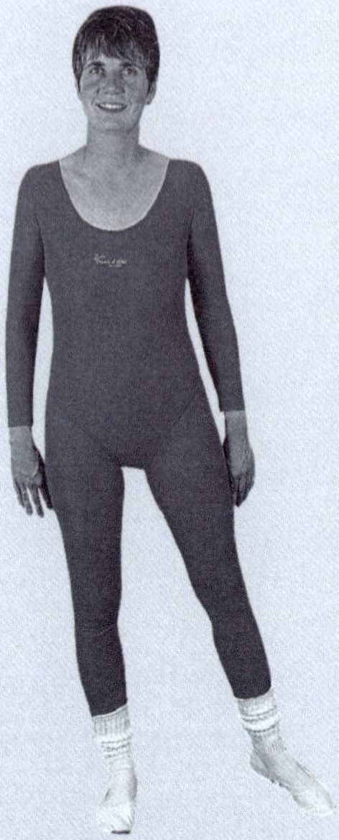

▶ Stellen Sie sich bequem hin – die Beine etwa hüftbreit auseinander. Das linke Bein setzen Sie nun zur Seite weg, berühren mit den Zehenspitzen den Boden und ziehen es dann wieder an. Diese Übung wiederholen Sie etwa 15mal, dann setzen Sie das andere Bein zur Seite. Ganz allmählich sollten Sie spüren, daß Ihre Beine warm werden. Ist das nicht der Fall, wiederholen Sie die Übung noch einige Male.

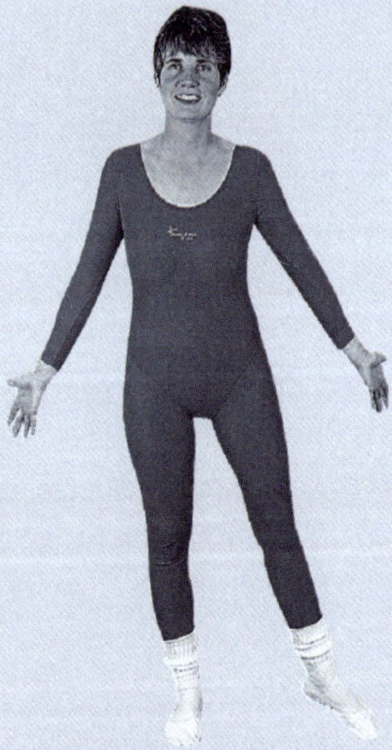

▶ Wer den Schritt zur Seite perfekt beherrscht, kann die Arme und Hände dazu nehmen. Strecken Sie Ihre Arme zur Seite aus, während Sie Ihren Fuß zur Seite setzen, und drehen Sie die Handflächen nach aussen. Wenn Sie den Fuß anziehen, legen Sie auch die Arme wieder an den Körper an.

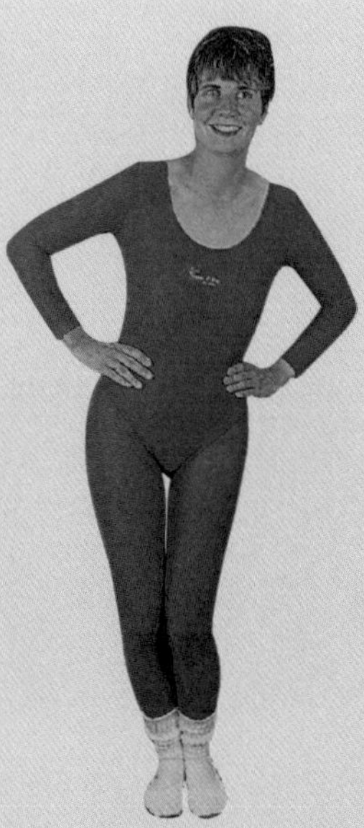

Das Becken kreisen lassen

◀ ▼ Um den Lenden-Beckenbereich aufzuwärmen, müssen Sie nur Ihr Becken kreisen lassen. Sie stellen sich bequem hin, legen Ihre Hände an die Beckenknochen und drehen Ihr Becken, als hätten Sie einen Hula-Hoop-Reifen um Ihrer Taille, der nicht hinunterfallen darf.

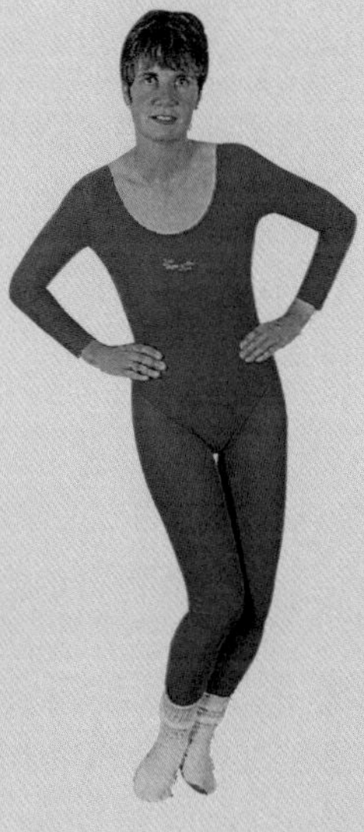

Achten Sie darauf, daß Sie Ihr eigenes Tempo finden, wenn Sie Becken und Taille kreisen lassen – wichtig ist nur, daß Sie spüren, wie Sie allmählich warm werden. Bei dieser Übung sollten Sie ein wenig in die Knie gehen, sie ist dann wesentlich leichter als mit gestreckten Beinen durchzuführen.

Knie anheben

▼▶ Stellen Sie sich bequem hin. Heben Sie das Knie, und halten Sie es mit den Händen fest. Verharren Sie ein paar Sekunden in dieser Position, dann wechseln Sie das Bein.

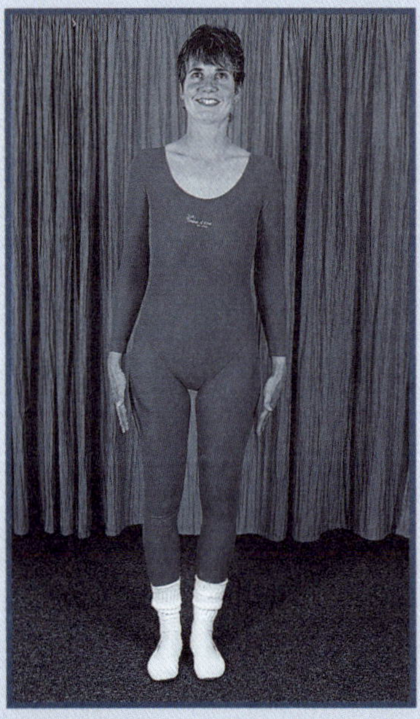

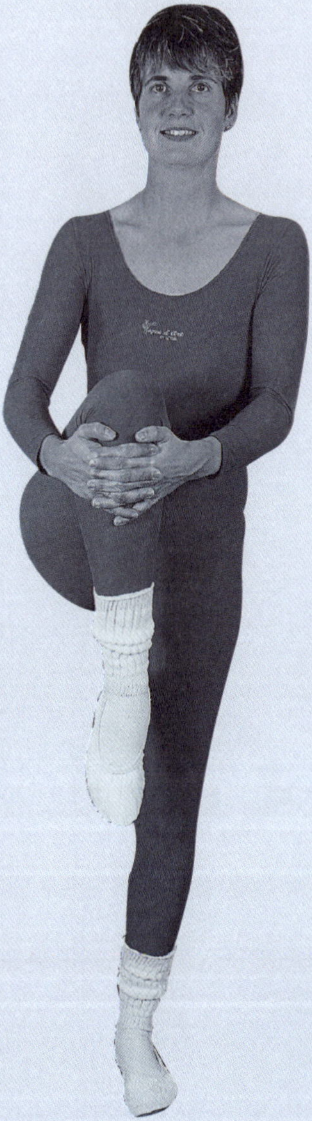

Ellenbogen kreisen

▼ Zum Aufwärmen der Schultern legen Sie die Finger locker auf die Schultern. Anschließend führen Sie mit den Ellenbogen kreisende Bewegungen aus. Die Hände bleiben dabei in Kontakt mit den Schultern. Den besten Aufwärmeffekt erzielen Sie mit großen Kreisen.

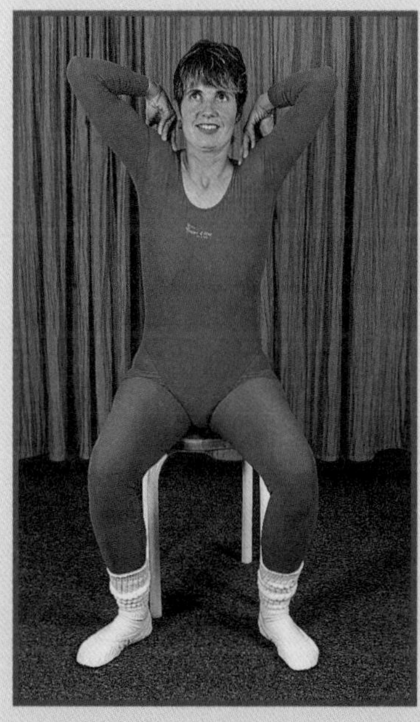

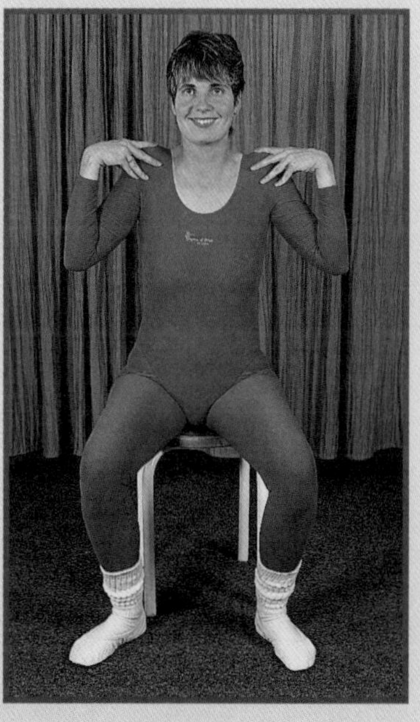

Armwechsel

▶ Heben Sie die Arme vor dem Körper schnell abwechselnd hoch.

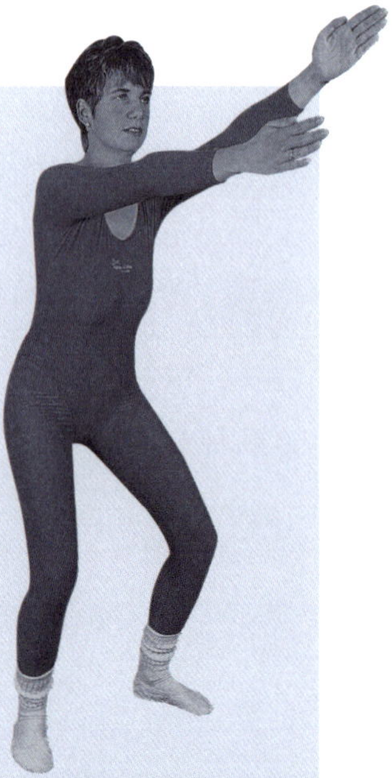

Aufwärmen des Hüftbereichs

▼▶ Auf einem Stuhl sitzend, lassen Sie ein Bein hin und herschwingen.

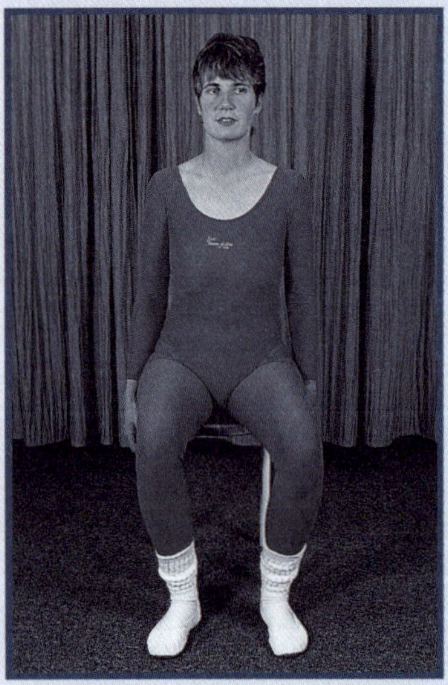

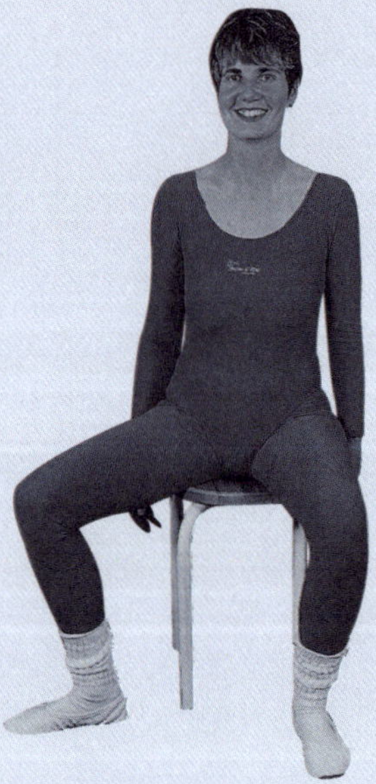

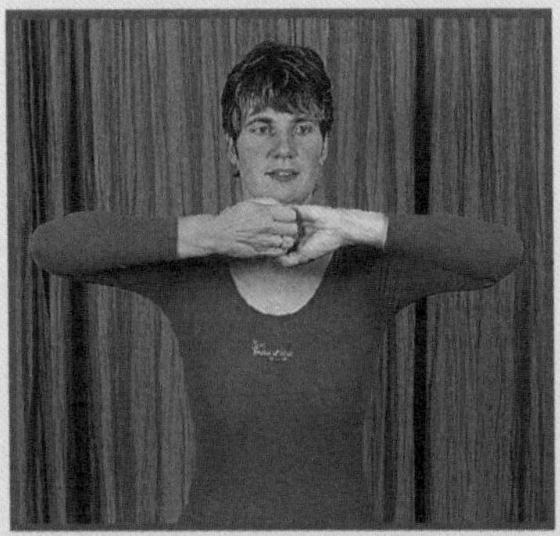

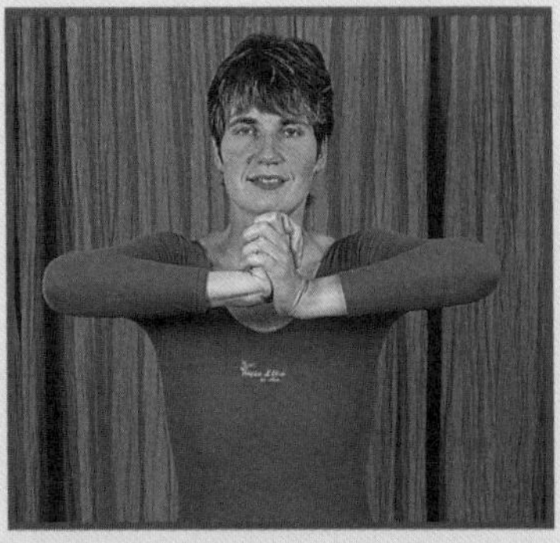

Warmmachen der Arme

▲ Ziehen Sie die in Schulterhöhe gefaßten Hände auseinander. Drücken Sie die Handinnenflächen vor dem Körper zusammen.

▼ Machen Sie Ihren Rücken gerade, und strecken die Arme zu beiden Seiten aus.

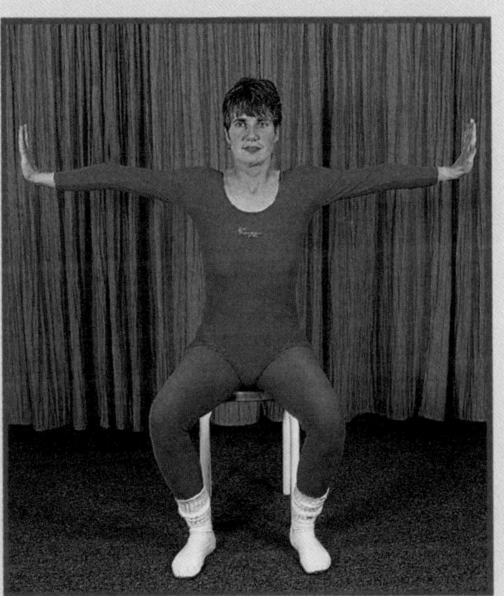

Stretching

Arme, Schultern, Kopf dehnen

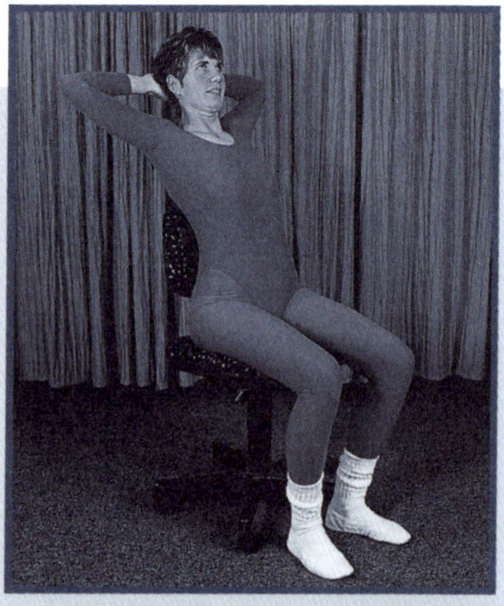

▶ Die Arme hinter dem Kopf verschränken und nach hinten ziehen.

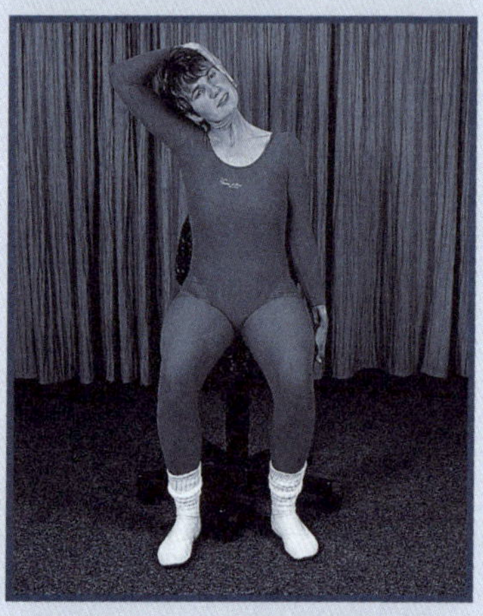

▶ Ziehen Sie den Kopf mit einer Hand zur Seite – jedoch nicht zu stark –, der herunterhängende Arm zieht gleichzeitig nach unten.

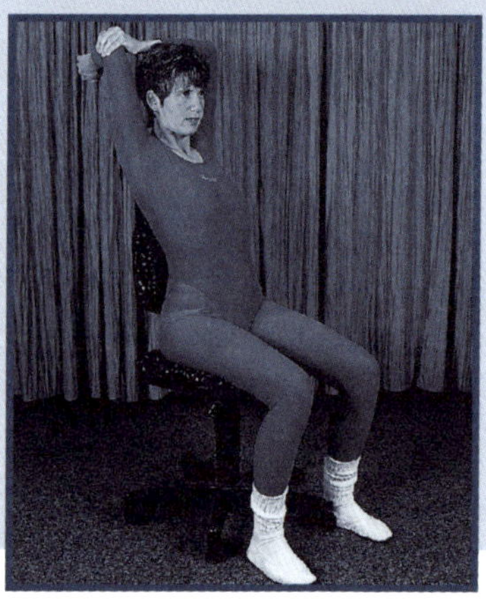

▶ Den einen Arm heben Sie hinter den Kopf, die Hand legen Sie zwischen die Schulterblätter. Mit der anderen Hand greifen Sie diesen Arm am Ellenbogen und ziehen ihn ein wenig zu sich hinüber.

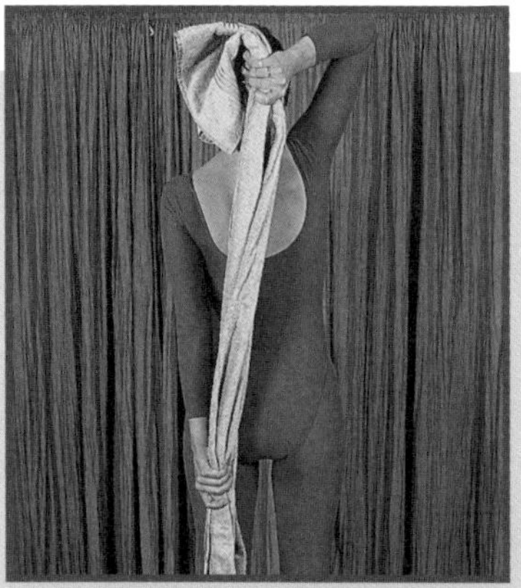

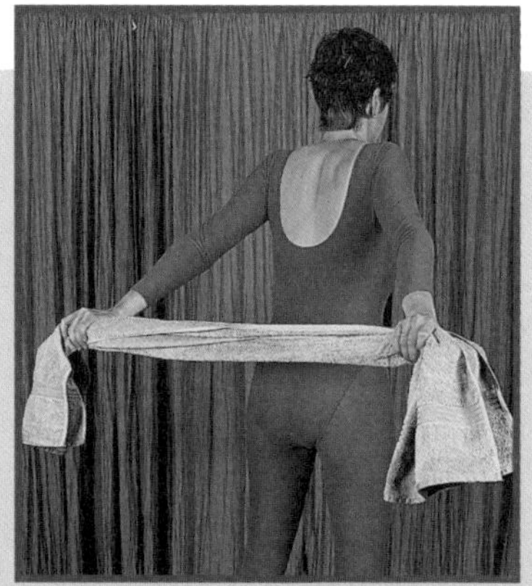

Übungen mit dem Handtuch

▲ Ziehen Sie ein Handtuch hinterm Rücken nach oben und nach unten.
Ziehen Sie das Handtuch hinterm Rücken nach hinten weg.

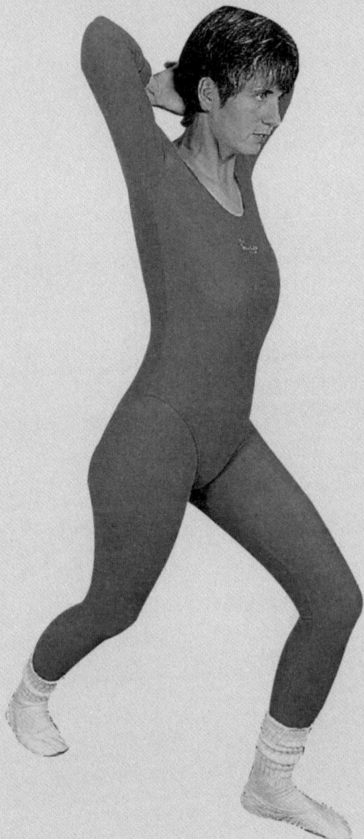

Schultern dehnen

▶ Stellen Sie ein Bein vor, das andere strecken Sie nach hinten, verschränken Sie dann die Hände hinterm Kopf und ziehen die Ellenbogen zurück.

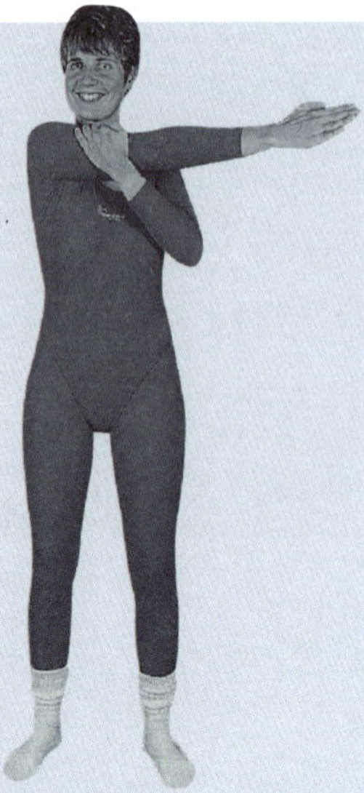

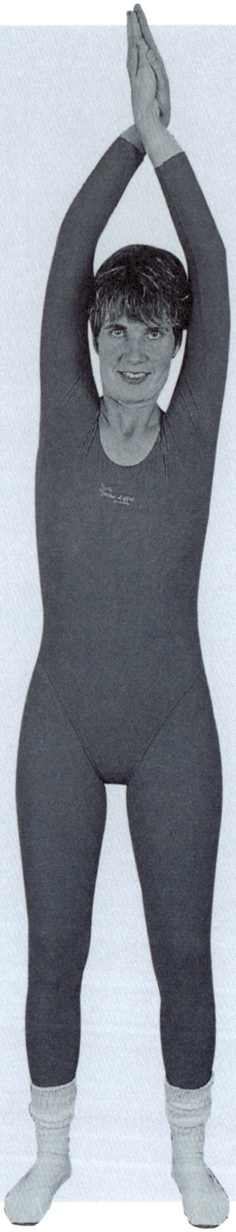

Oberarme dehnen

▲ Strecken Sie Ihren rechten Arm in Schulterhöhe nach links vor den Körper. Greifen Sie mit der anderen Hand den Oberarm, und ziehen Sie den gestreckten Arm noch näher an den Körper heran. Diese Position halten Sie ein paar Sekunden, anschließend wechseln Sie den Arm.

▶ Stellen Sie sich schulterbreit hin. Die Arme werden nun über den Kopf gestreckt, die Hände fassen ineinander. Versuchen Sie die Arme soweit wie möglich nach oben zu ziehen.

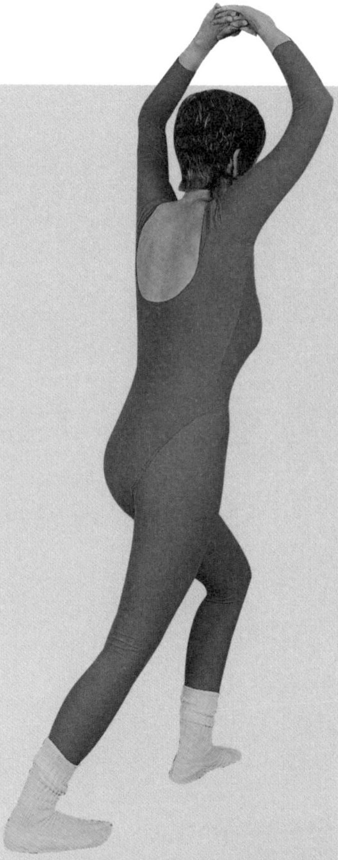

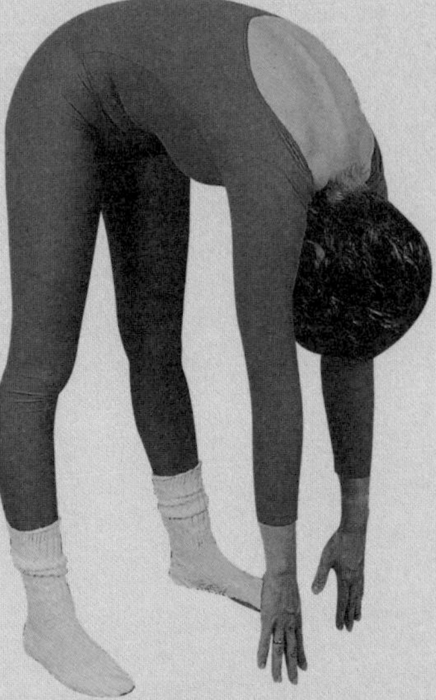

Zur Decke strecken

▲ Gehen Sie in die Schrittstellung, das hintere Bein ist gestreckt, das Gewicht verlagern Sie auf das vordere Bein. Die Arme heben Sie über den Kopf, greifen mit den Händen ineinander und recken die Arme so hoch Sie können.

Hängender Oberkörper

▲ Stellen Sie sich schulterbreit hin. Lassen Sie Oberkörper und Arme nach vorne fallen, so daß die Hände fast den Boden berühren. Federn Sie nun ein wenig nach, damit Sie mit den Fingerspitzen bei gestreckten Beinen den Boden anfassen können.

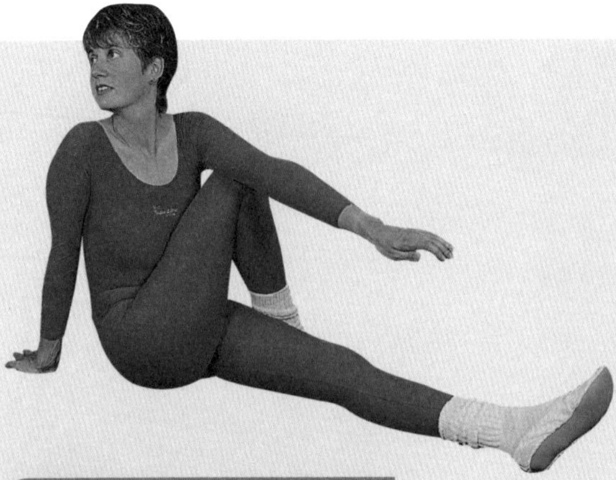

Drehsitz

▲ Setzen Sie sich mit gestreckten Beinen auf den Boden. Das rechte Bein schlagen Sie über den Oberschenkel des linken Beins. Mit dem rechten Arm stützen Sie den Körper hinten ab, den linken Arm drücken Sie gegen das Knie des aufgesetzten Beins. Den Kopf drehen Sie in Richtung des abstützenden Arms. Halten Sie diese Position einige Sekunden lang.

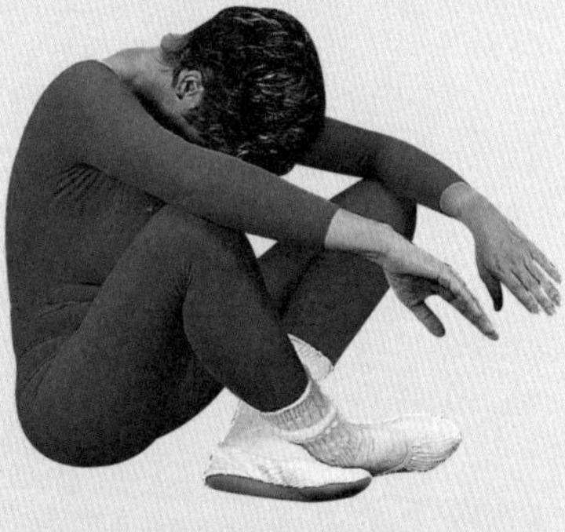

Rundung der Wirbelsäule

▲ Setzen Sie sich im Schneidersitz auf den Fußboden und strecken die Arme nach vorn. Der Kopf wird zwischen die Oberarme genommen. Den Rücken beugen Sie so weit nach vorn unten, wie Sie nur können. Atmen Sie ganz entspannt.

In die Höhe greifen

▼ Stellen Sie sich etwa schulterbreit hin. Greifen Sie abwechselnd mit der rechten und mit der linken Hand nach oben. Machen Sie sich so lang Sie können. Sie dürfen sich dabei auch ruhig auf die Zehenspitzen stellen.

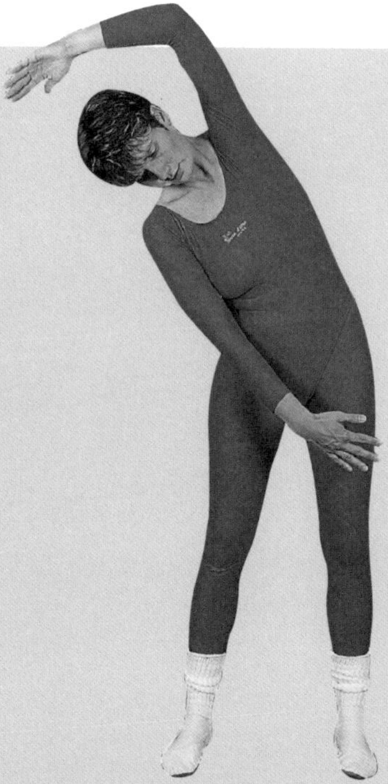

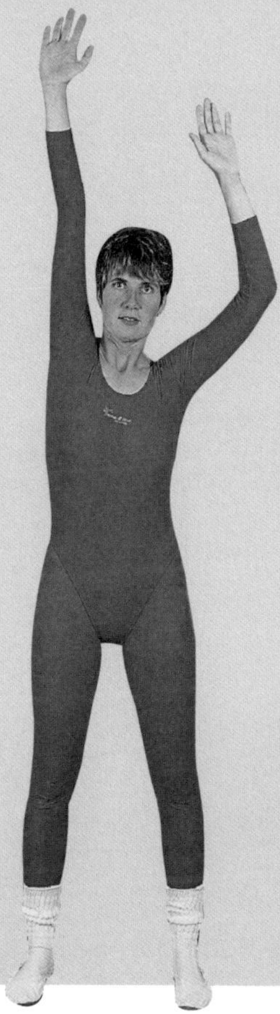

Seitliche Dehnung

▲ Stehen Sie schulterbreit, die Knie leicht nach vorn gebeugt. Den linken Arm heben Sie über den Kopf und neigen den Oberkörper nach rechts unten. Der rechte Arm greift nach unten zum linken Oberschenkel.

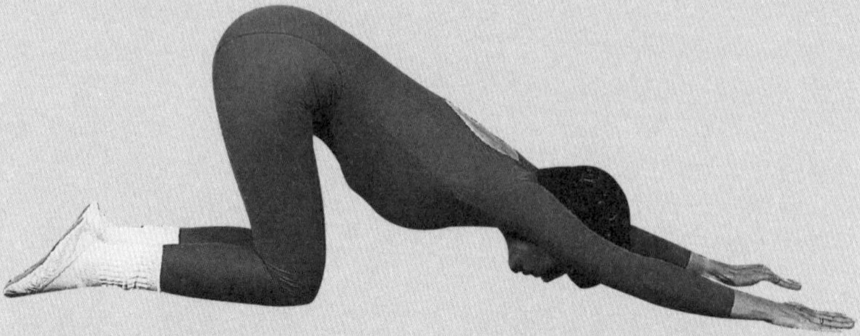

Oberkörper lang machen

▲ Gehen Sie auf die Knie, und strecken Sie den Oberkörper und die Arme soweit wie möglich nach vorne. Die Arme tragen bei dieser Übung nur wenig Körpergewicht.

Robbe

▼ Legen Sie sich auf den Bauch, richten den Oberkörper auf, und stützen Sie sich auf die Arme. Achten Sie darauf, daß die Hüfte Bodenkontakt behält.

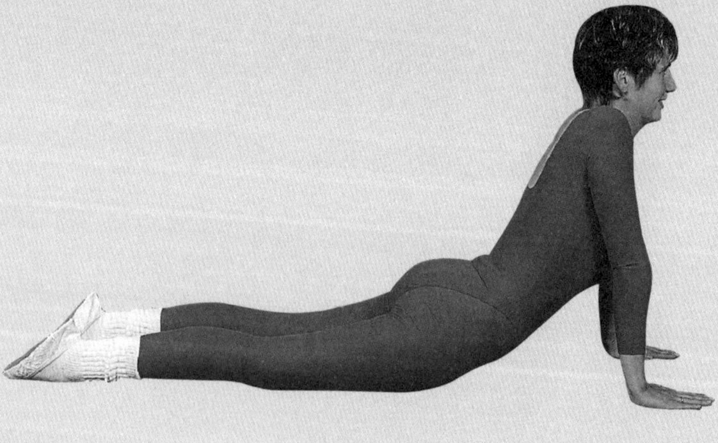

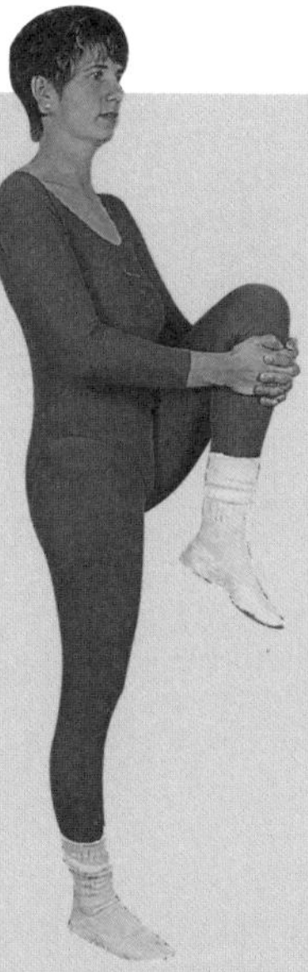

Beine dehnen

◀ Stellen Sie sich gerade hin, heben Sie ein Knie vor den Oberkörper und halten es eine Zeitlang fest.

◀▼ Heben Sie ein Bein nach hinten hoch, fassen Sie Ihren Fuß an, und ziehen Sie ihn zum Po.

▼ Stellen Sie ein Bein weit nach hinten, das andere nach vorn und belasten Sie dies mit Ihrem Gewicht.

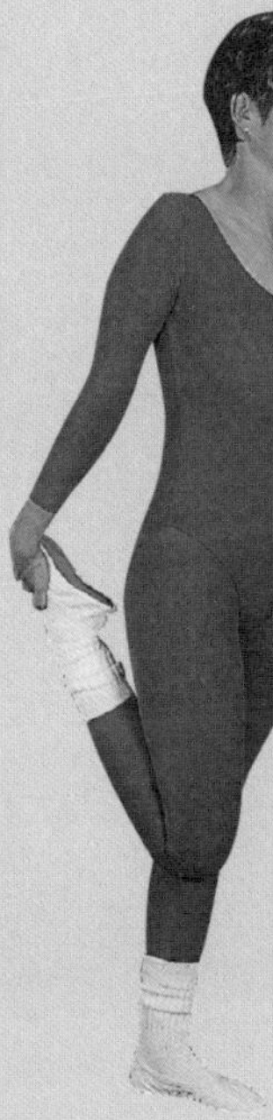

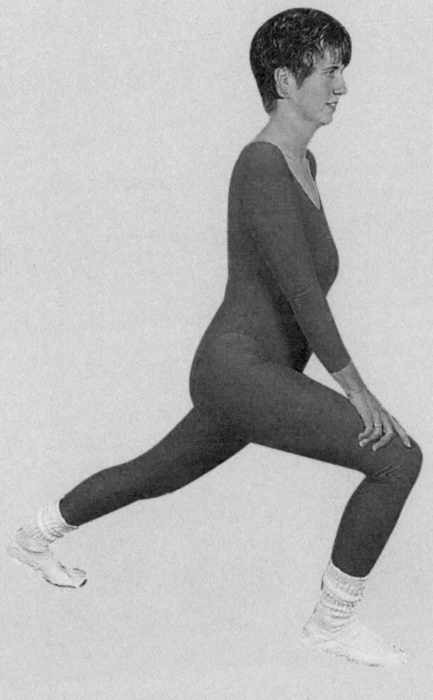

Stretching der Beinrückseite

▼ Gehen Sie leicht in die Schrittstellung, strecken Sie einen Fuß vor – die Ferse bleibt auf dem Boden stehen und die Zehen zeigen in die Höhe. Das nach vorn gestreckte Bein bleibt ganz gerade. Das Knie des hinteren Beins ist gebeugt. Mit dieser Übung dehnen Sie die Rückseite des nach vorn gestreckten Beins.

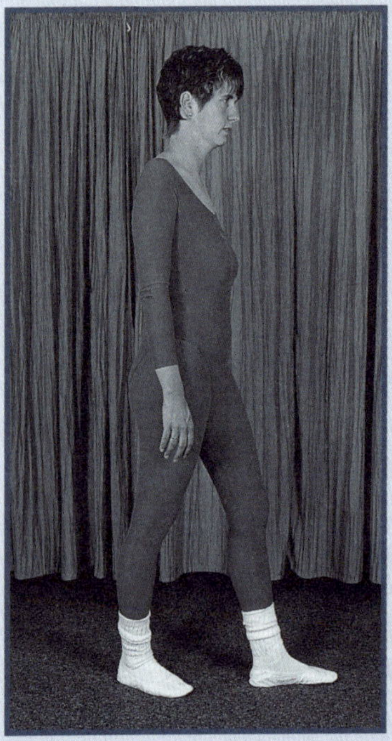

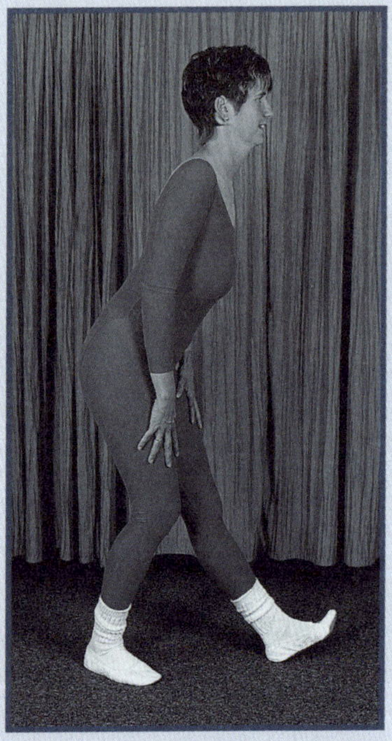

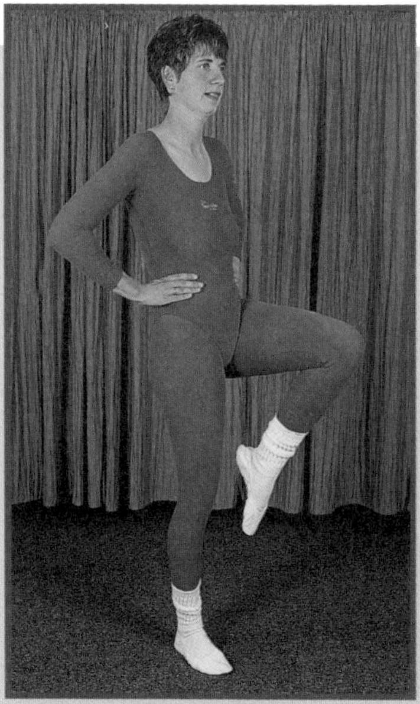

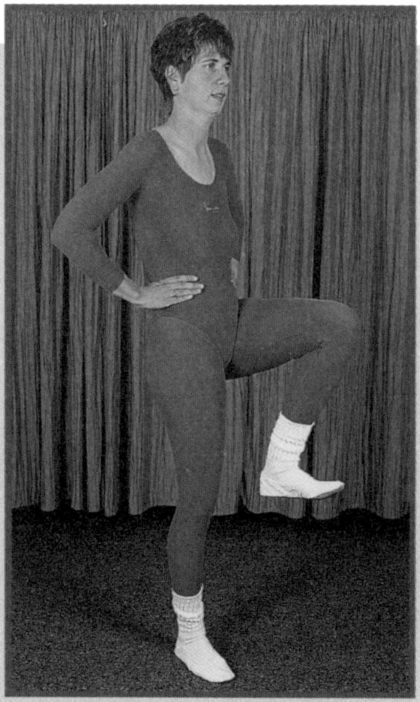

Dehnen der Beine und Füße

▲▶ Heben Sie ein Bein, strecken Sie den Fuß und ziehen ihn an.

▼ In Rückenlage umfassen Sie das nach oben gestreckte Bein. Im Oberschenkel muß es etwas ziehen.

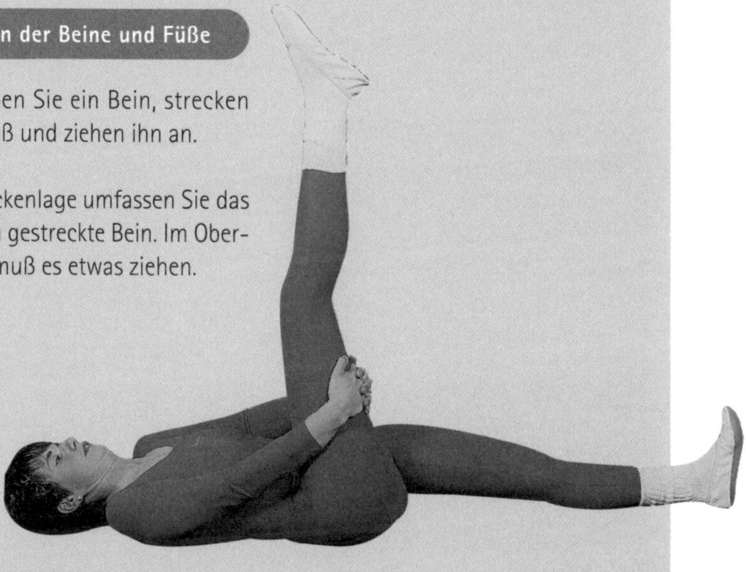

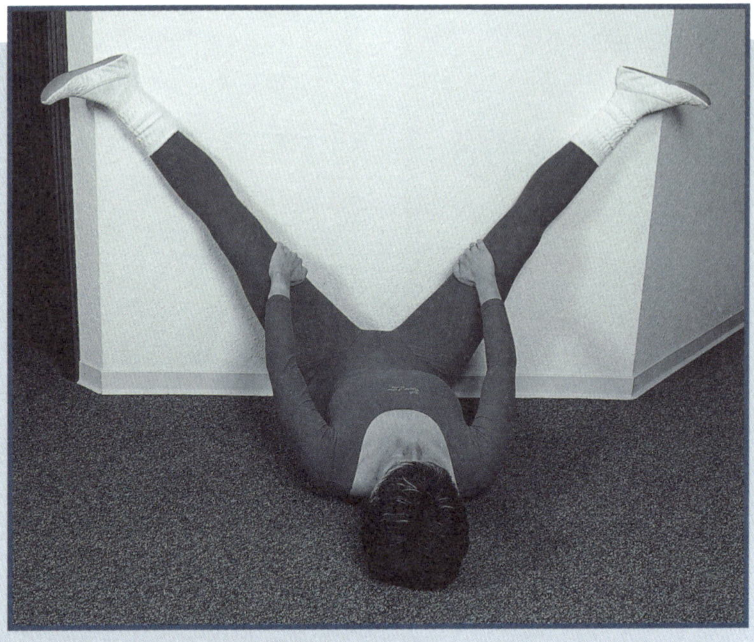

Übungen an der Wand

▲ In Rückenlage drücken Sie die Füße mit gegrätschten Beinen leicht an die Wand. Versuchen Sie, die Beine möglichst weit zu grätschen, damit die Beine gedehnt werden.

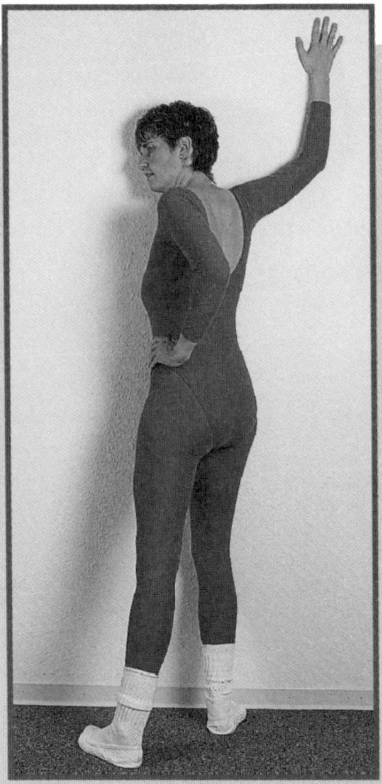

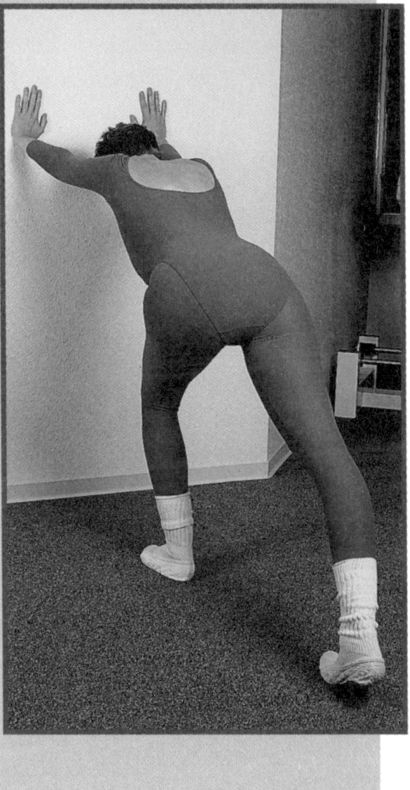

▲ Drücken Sie einen Unterarm über Kopfhöhe gegen die Wand. Drehen Sie den Körper nach vorn zur Wand hin.

▶ Lehnen Sie sich in weiter Schrittstellung mit den Armen an die Wand. Drücken Sie die Ferse des hinteren Beins in Richtung Boden.

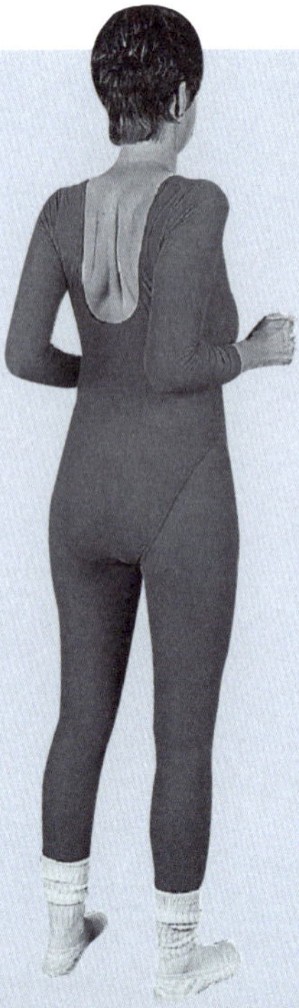

Muskelkräftigung

Schultern zusammendrücken

▶ Stellen Sie sich hin, und schieben Sie die Ellenbogen ein wenig nach hinten. Anschließend drücken Sie die Schulterblätter zusammen.

Armdrücken

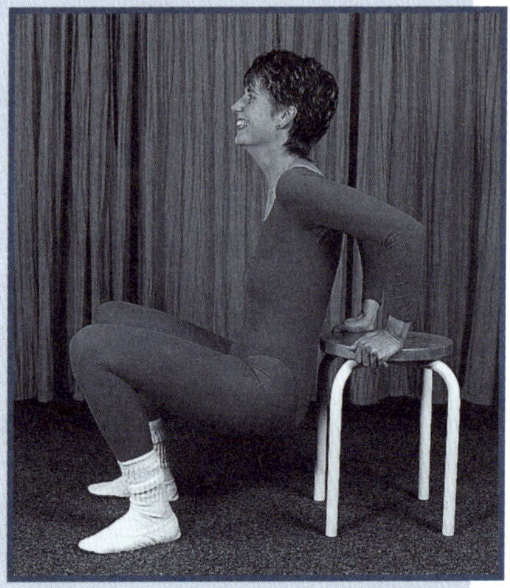

▶ Stützen Sie sich rückwärts mit den Armen auf einem Stuhl ab. Drücken Sie Ihren Oberkörper mit den Armen mehrmals hintereinander hoch.

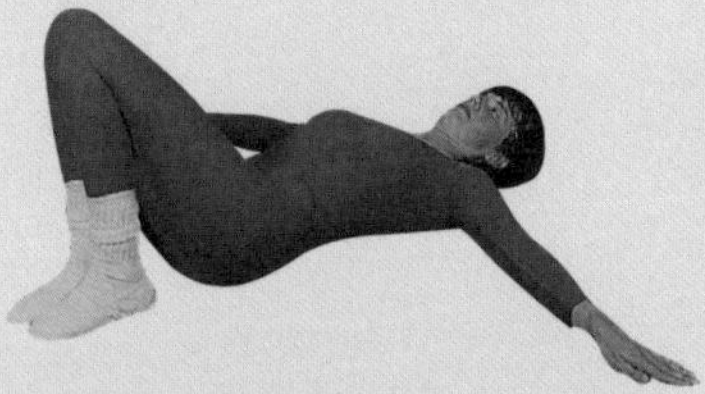

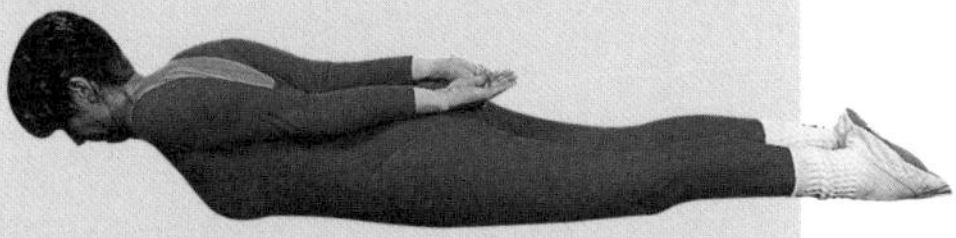

Rumpfmuskeln stärken

▲▼ In Rückenlage setzen Sie die Füße auf und ziehen die Knie zum Körper. Anschließend legen Sie die Beine erst auf der einen, dann auf der anderen Körperseite ab. Die Schultern berühren stets den Boden.

Kräftigung der Schulterblätter

▲ Bei dieser Übung legen Sie sich auf den Bauch. Die Arme berühren hinten den Po. Heben Sie nun den Kopf leicht an, bringen Sie die Schulterblätter zusammen, und schieben Sie die Hände in Richtung Beine. Der Oberkörper bleibt auf dem Boden liegen.

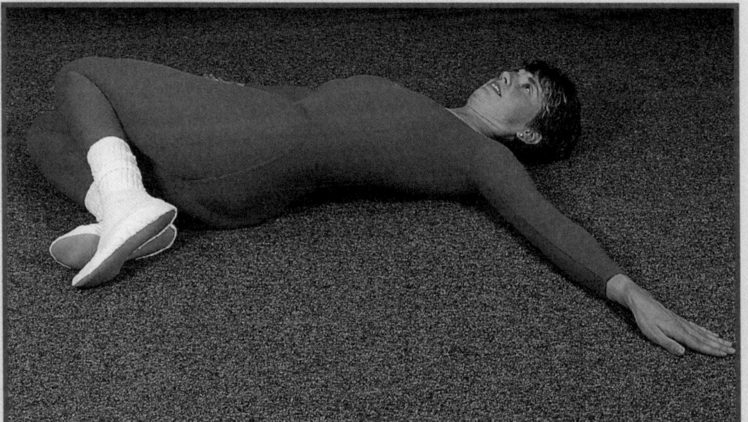

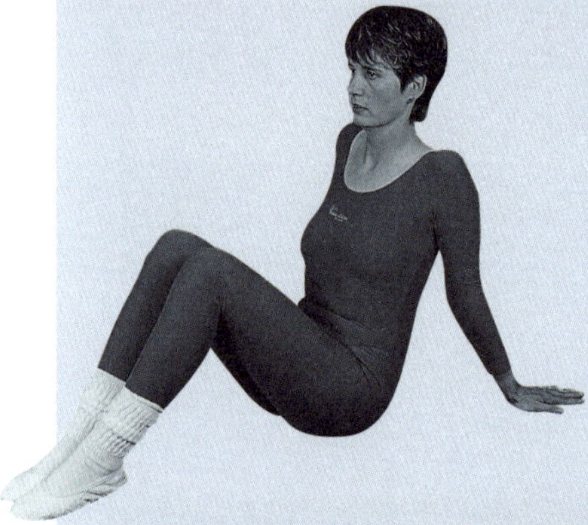

Liegestützübungen

◀ ▼ Mit abgestützten Armen sitzen Sie auf dem Boden, die Knie sind angewinkelt, die Füße haben Bodenkontakt. Nun heben Sie den Körper mit Armen und Beinen an, so daß er eine gerade Linie bildet.

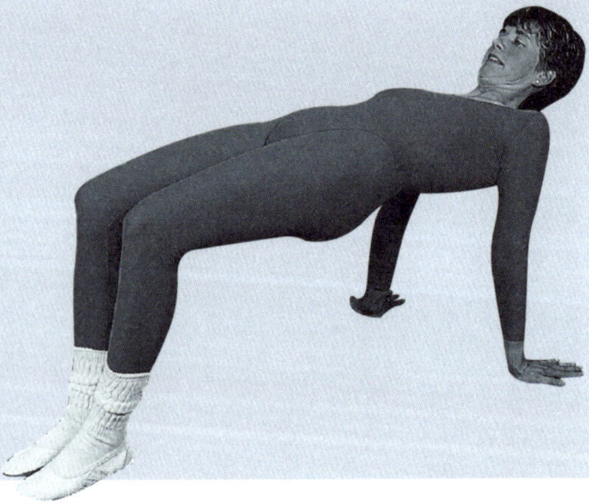

▶ Knien Sie sich auf den Boden, die Beine sind übereinandergeschlagen, die Arme gestreckt. Dann gehen Sie in den Liegestütz. Wiederholen Sie die Übung mehrmals, aber übernehmen Sie sich nicht.

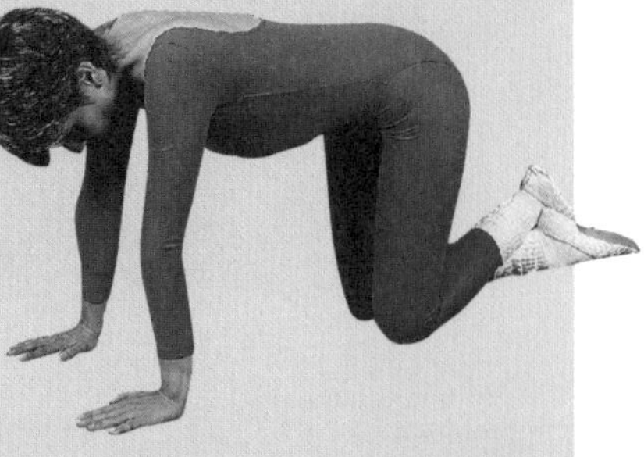

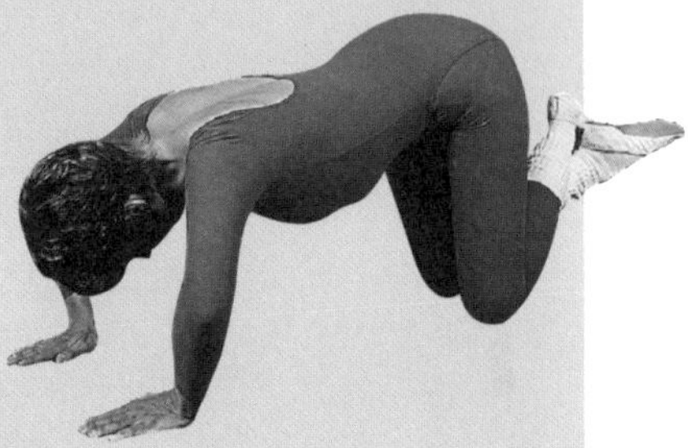

▼ Wenn Sie im Sitzen mit gestreckten Beinen Ihre Arme hinten auf einem Brett abstützen und den Körper hochdrücken, stärken Sie Ihre Armmuskulatur.

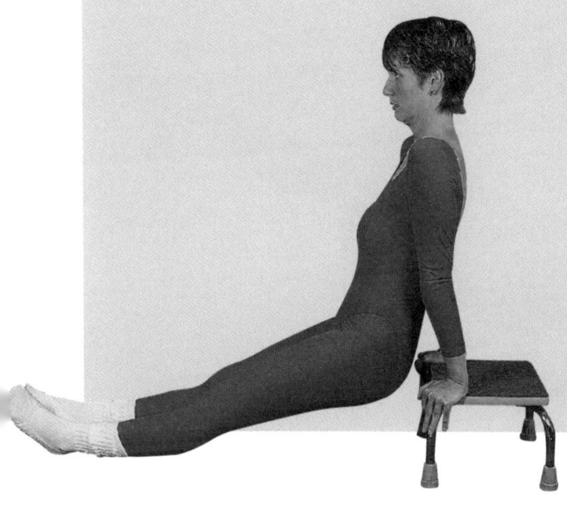

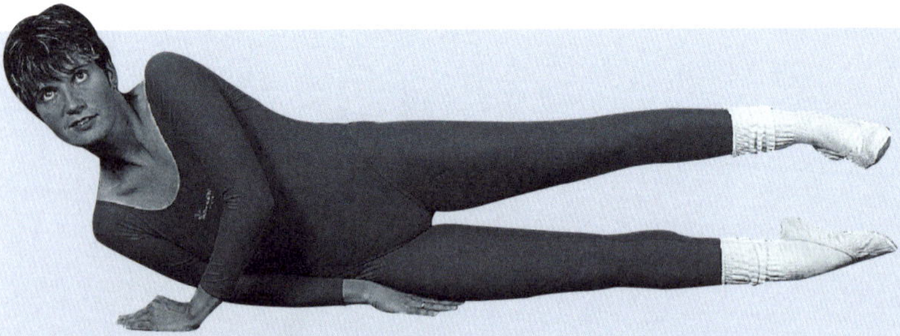

Kraft für Rumpf und Bauch

▲ Auf der Seite liegend, stützen Sie sich mit einem Arm vor der Brust ab. Dann heben Sie Schultern und Beine vom Boden.

▼ ▶ Legen Sie sich auf den Rücken, die Beine sind angewinkelt. Heben Sie das Becken; die Schultern bleiben auf dem Boden.

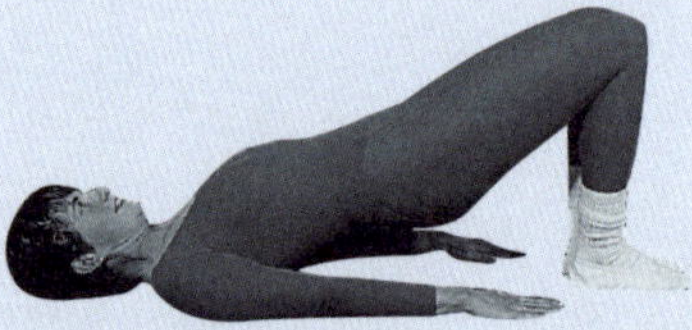

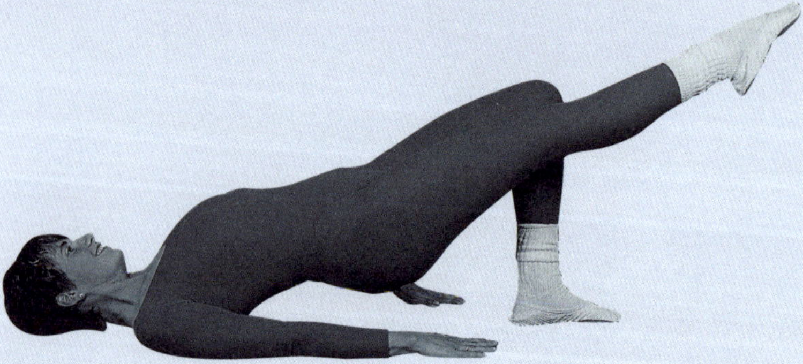

▶ Zur Kräftigung der Bauchmuskeln legen Sie sich auf den Rücken und ziehen die Beine an. Dann versuchen Sie, mit dem Oberkörper soweit wie möglich nach vorn zu kommen.

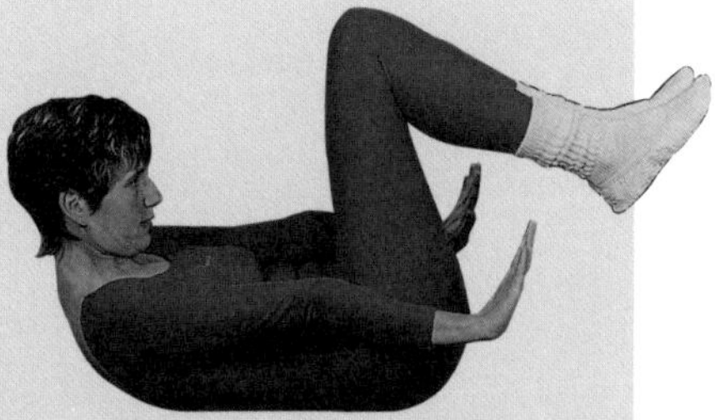

▶ Wenn Sie nun den Oberkörper abwechselnd nach rechts und nach links vorn strecken, stärken Sie die schrägen Bauchmuskeln.

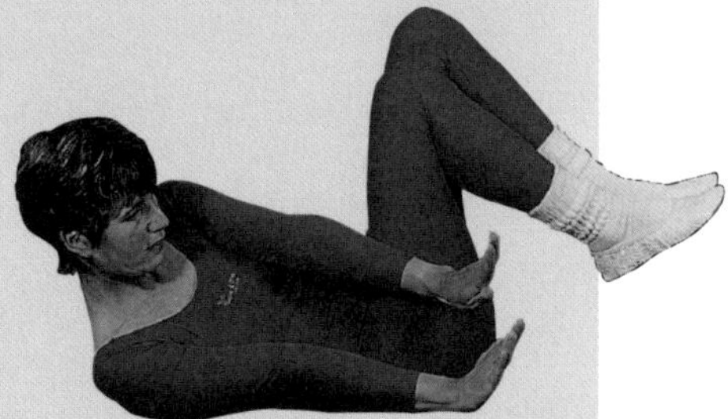

▼ Legen Sie sich auf den Rücken, stemmen Sie die Fersen in den Boden. Dann heben Sie den Kopf und die Schultern leicht an – der Körper bleibt gespannt. Die Hände drehen Sie dabei nach außen.

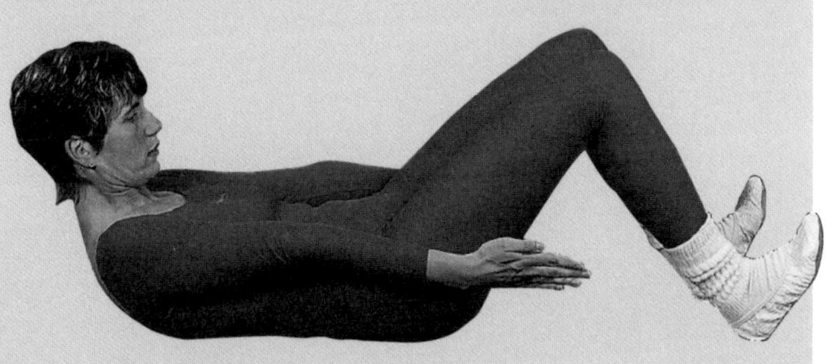

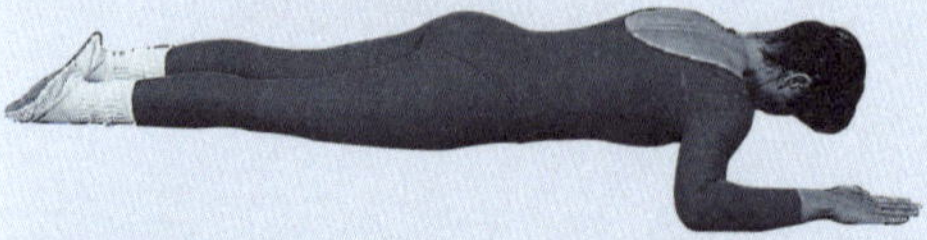

Bauchmuskelkräftigung

▲ ▶ Legen Sie sich auf den Bauch, die Arme angewinkelt vor dem Kopf. Arme und Kopf werden nun zu einer Seite angehoben; die Augen blicken zu Boden.

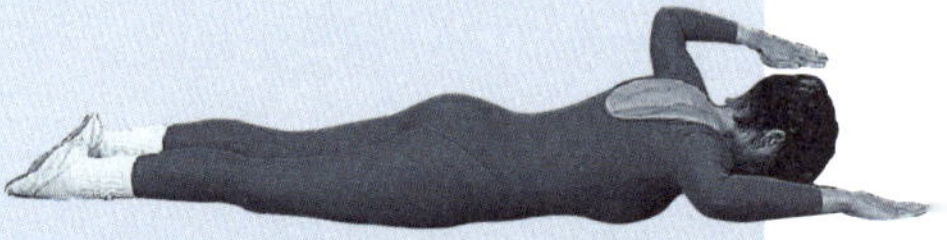

Kraft fürs Gesäß

▼ Knien Sie sich auf den Boden, stützen Sie sich dabei mit den Ellenbogen ab. Ein Bein heben Sie nun angewinkelt nach oben, so als ob Sie in die Luft treten wollten.

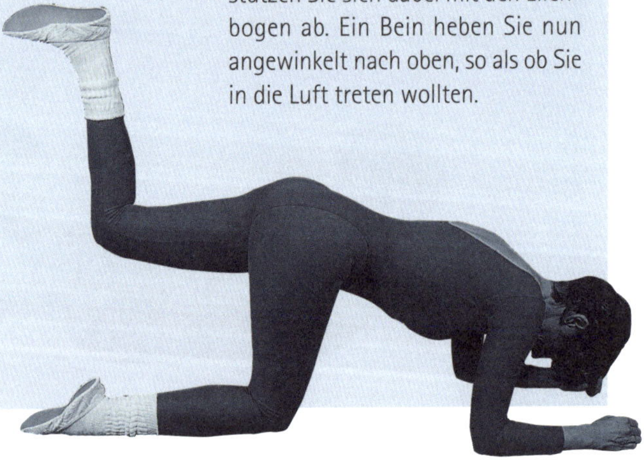

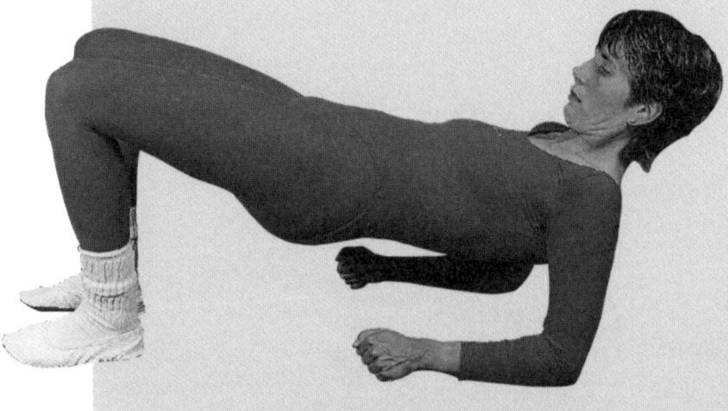

Hoch mit der Hüfte!

▲ Legen Sie sich auf den Rücken, die Beine sind angewinkelt. Stützen Sie sich auf den Ellenbogen ab, und heben Sie die Hüfte und das Gesäß in die Höhe. Strecken Sie den Po dabei jedoch nicht zu stark nach oben.

Seitliche Kräftigung

▼ In der Seitenlage stützen Sie sich mit den Armen ab und heben das Becken in die Luft. Achten Sie darauf, daß die Beine gestreckt sind und der Körper nicht zu sehr einknickt.

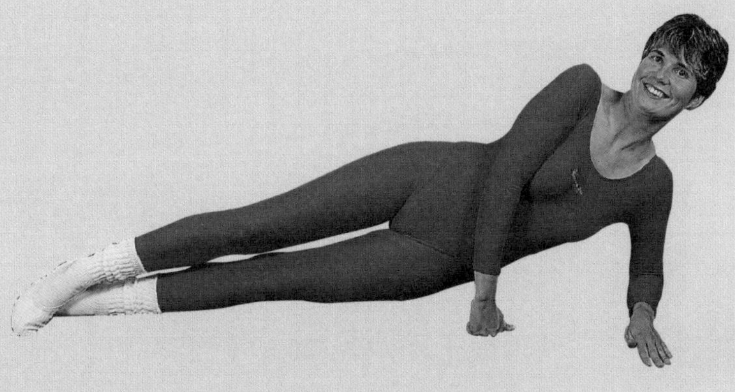

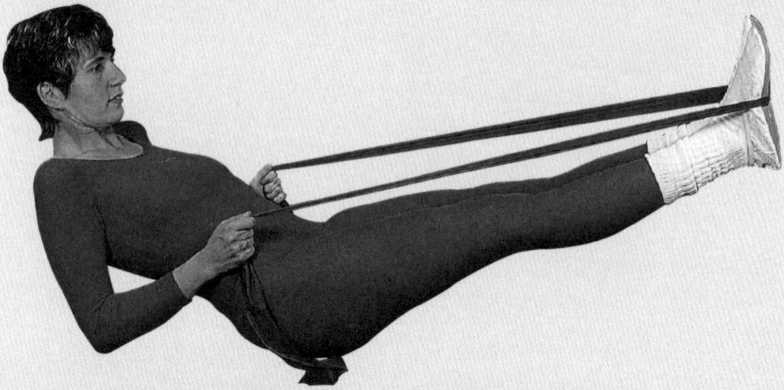

Training für die Beinmuskeln

▲ Setzen Sie sich mit einem um die Füße geschlungenen Elastikband, auf den Boden. Halten Sie das Band fest, und heben Sie die Beine an.

▼ Grätschen Sie die Beine in Seitenlage, das Elastikband verkürzt um die Beine geschlungen.

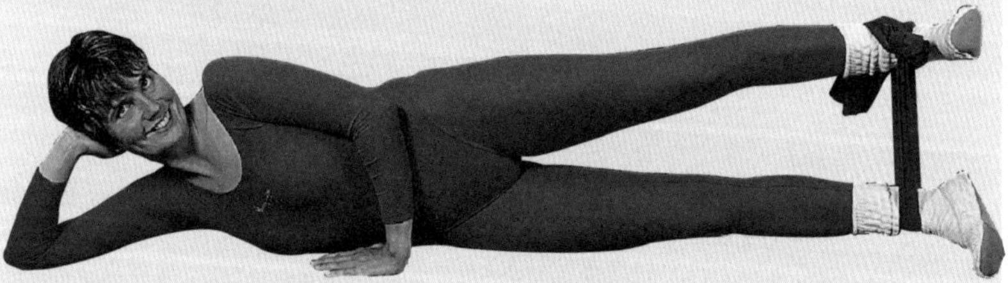

Starke Armmuskeln

▶ Gehen Sie in Schrittstellung, den vorderen Fuß stellen Sie auf das Elastikband. Mit einer Hand ziehen Sie nun das Band so weit es geht nach oben.

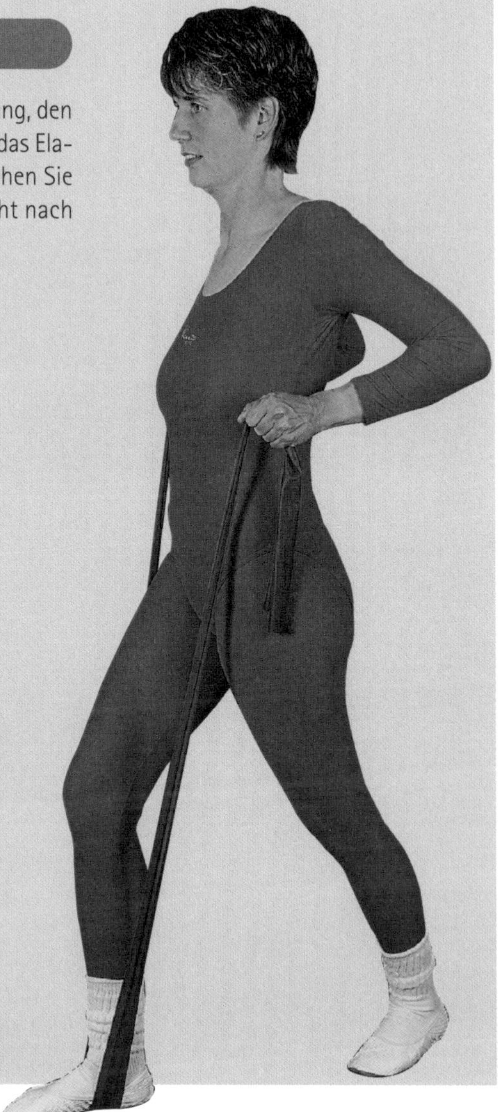

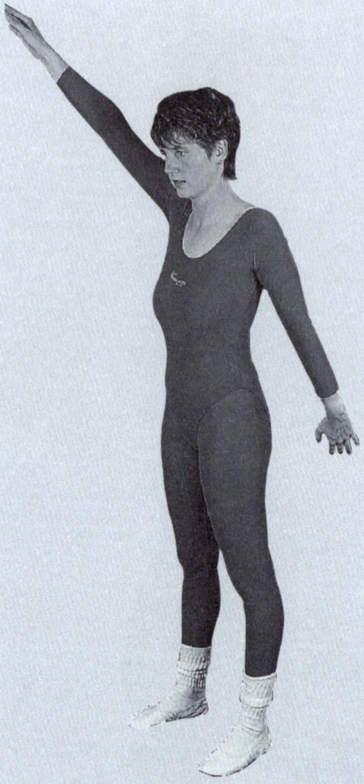

Beweglichkeit

Armkreisen

◀▼ Lassen Sie Ihre Arme wie eine Windmühle kreisen. Der eine Arm beginnt oben, der andere unten.

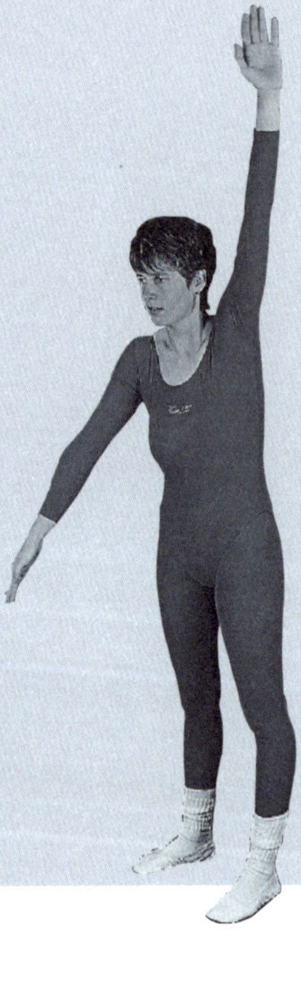

Rumpfdrehung

▼ ▶ Beugen Sie den Oberkörper nach unten, lassen Sie die Arme tief hängen. Die Beine sind gegrätscht. Dann heben Sie den Rumpf mit Schwung zu einer Seite nach oben und drehen ihn nach hinten. Die Arme machen diese Bewegung mit.

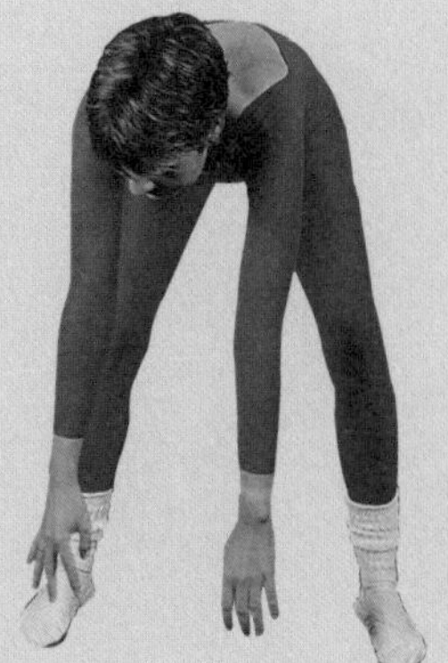

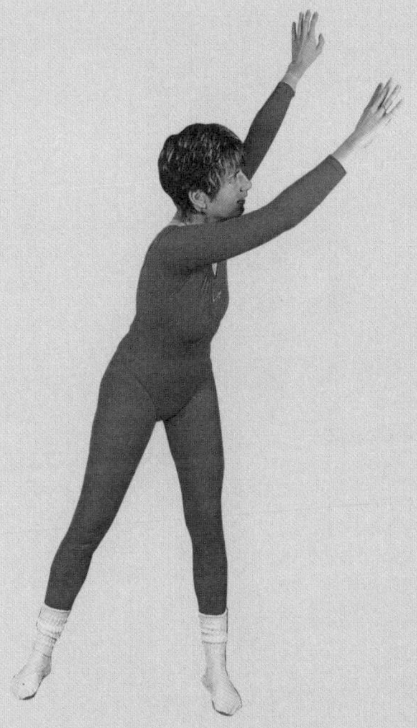

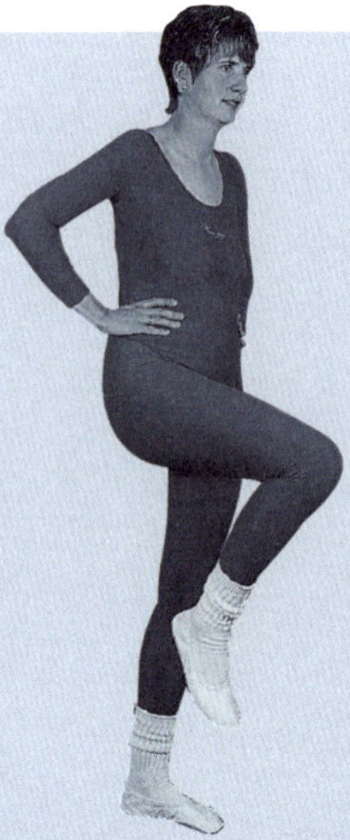

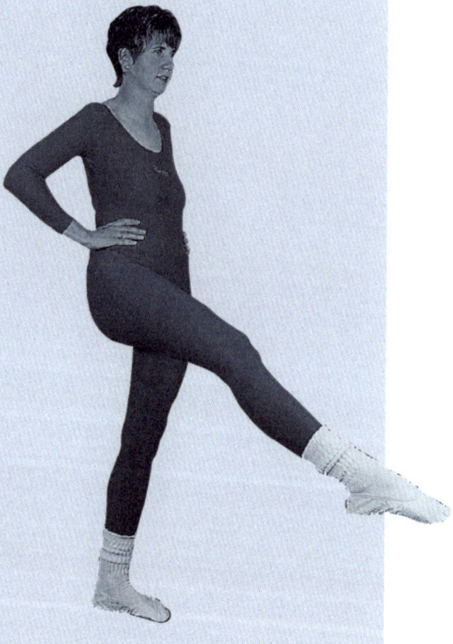

Beine anziehen und strecken

▲▶ Stellen Sie sich auf ein Bein und ziehen das andere Bein mit gebeugtem Knie leicht an. Dann strekken Sie das Bein aus, um es sofort im Anschluß daran wieder anzuziehen. Diese Bewegung wiederholen Sie fünf- bis zehnmal, dann wechseln Sie das Bein.

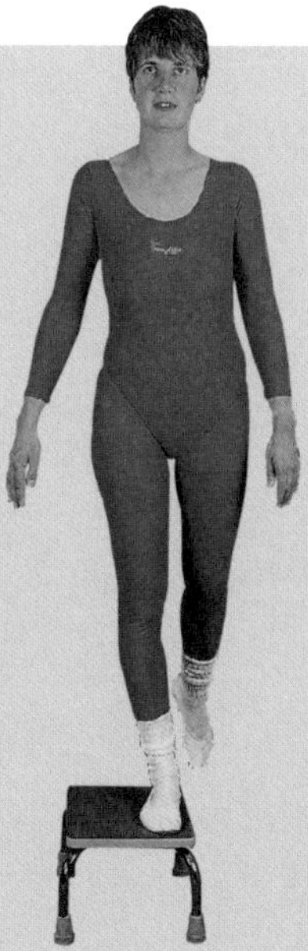

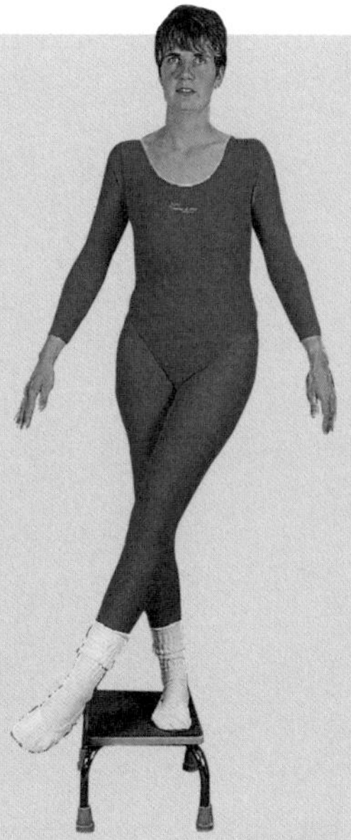

Bein hin und her schwingen

▲ ▶ Stellen Sie sich auf ein Bänkchen oder einen stabilen, leicht erhöhten Untergrund. Heben Sie ein Bein an, lassen es mehrmals von vorn nach hinten schwingen. Anschließend schwingen Sie das Bein vor dem Körper einige Male hin und her. Dann wechseln Sie das Bein. Die Arme machen die Bewegung mit.

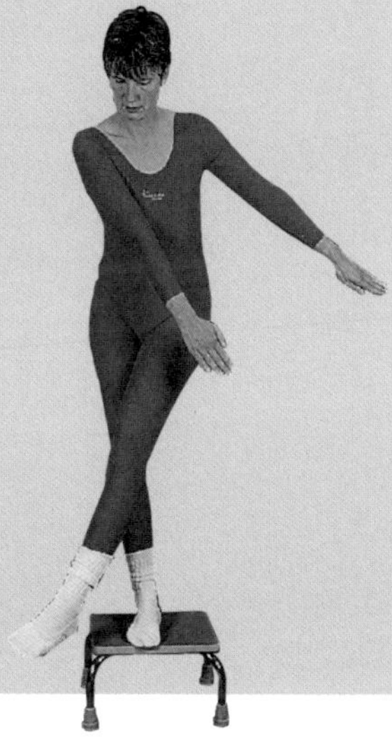

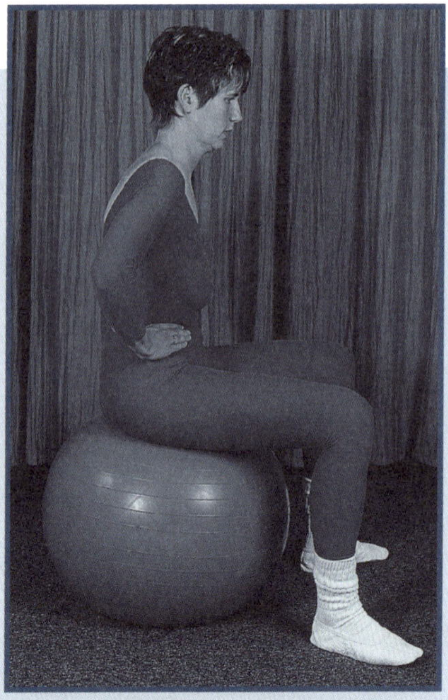

Beckenbewegung

▲▶ Nehmen Sie auf einem Pezziball Platz (zur Not tut es auch ein Stuhl) und kippen Sie das Becken von vorn nach hinten. Der Oberkörper bewegt sich dabei leicht mit. Die Beckenbewegung spüren Sie am besten, wenn Sie die Hände auf das Becken legen.

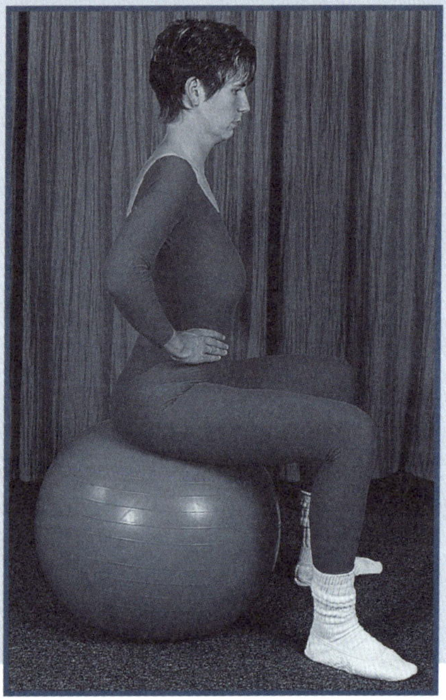

Arme recken

▶ Auf einem Pezziball sitzend, greifen Sie abwechselnd mit den Armen nach oben. Der Oberkörper macht die Streckbewegung mit.

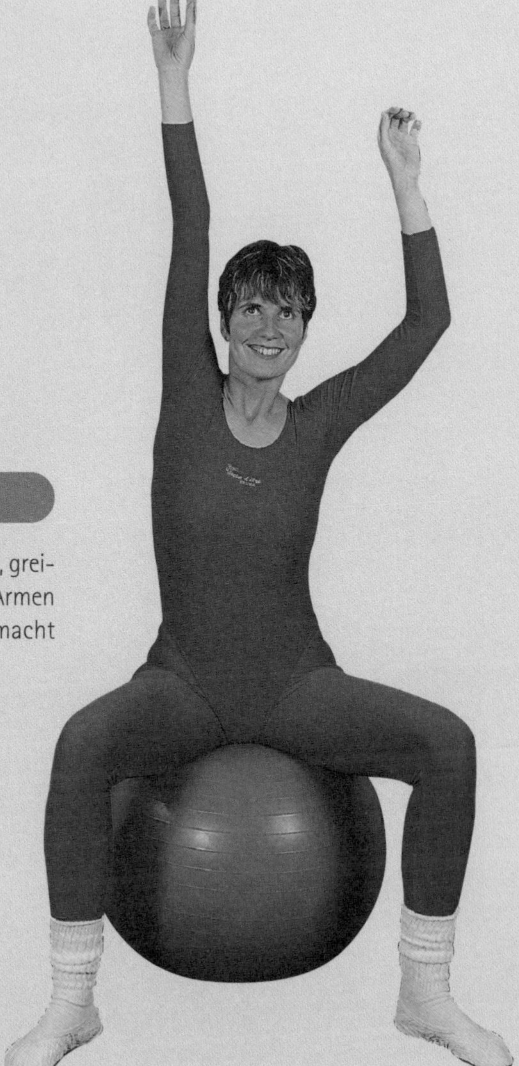

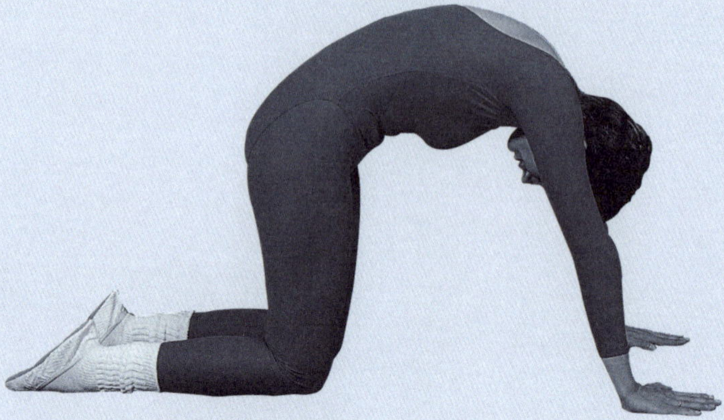

Katzenbuckel und Bankposition

▲▼ Knien Sie sich auf den Boden, die Arme stützen den Rumpf. Zuerst machen Sie einen Rundrücken (Katzenbuckel). Dann machen Sie ihn gerade (Bankposition).

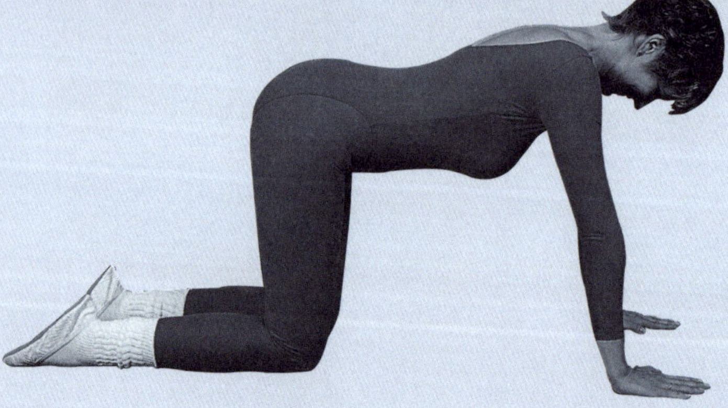

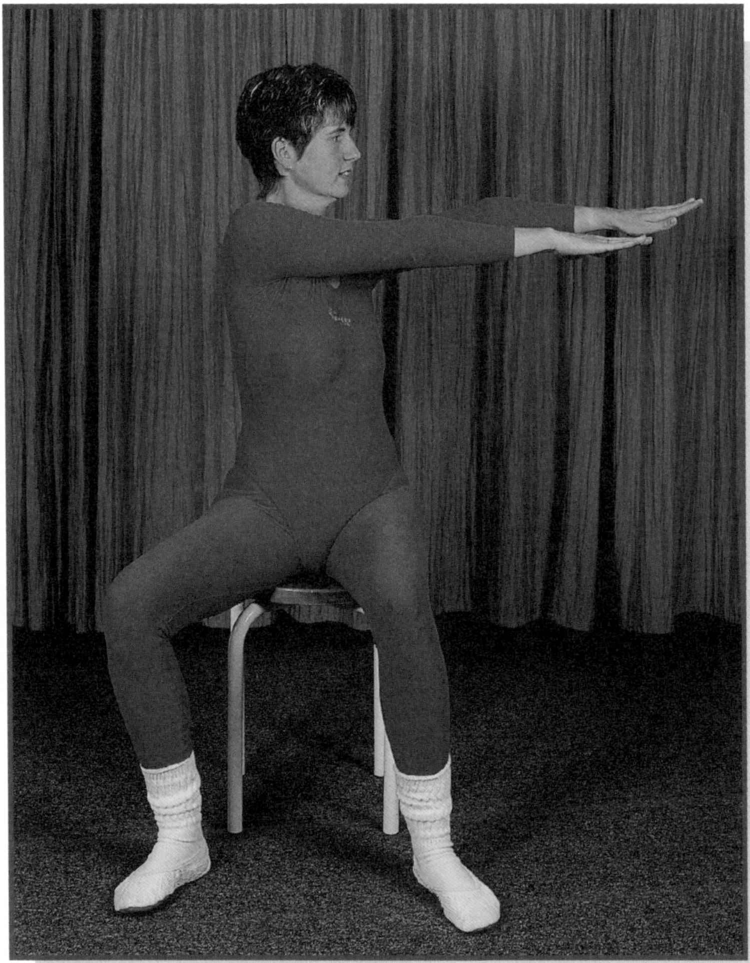

Brustwirbelsäule bewegen

▲ Nehmen Sie auf einem Stuhl Platz, und strecken Sie die Arme gerade vor Ihrem Körper aus. Drehen Sie Arme und Rumpf nun abwechselnd nach links und rechts. Die Augen schauen immer in Richtung der Hände, die Beine bleiben in der Ausgangsposition.

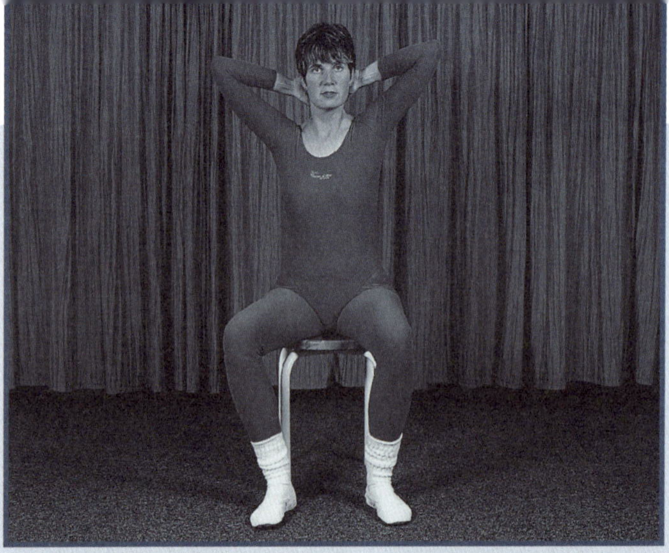

Drehung der Brustwirbelsäule

▲▶ Setzen Sie sich auf einen Stuhl – die Arme sind hinter dem Kopf verschränkt. Drehen Sie nun Rumpf, Kopf und Arme zu einer Seite – die Beine bleiben in der Ausgangsposition. Wechseln Sie gleich darauf zur anderen Seite. Diese Übung wiederholen Sie ungefähr zehnmal.

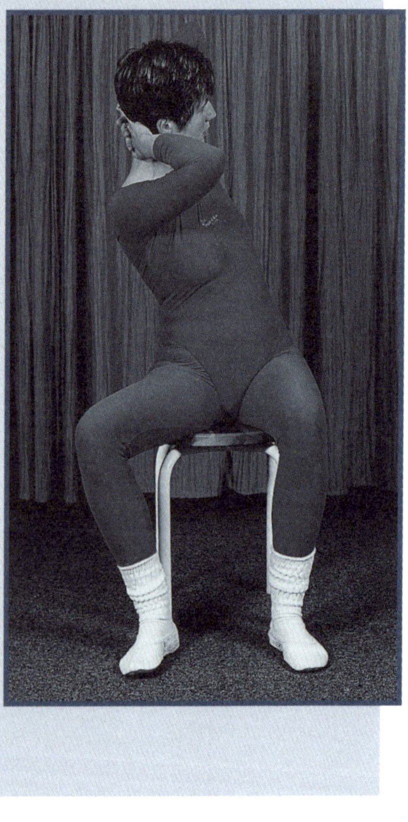

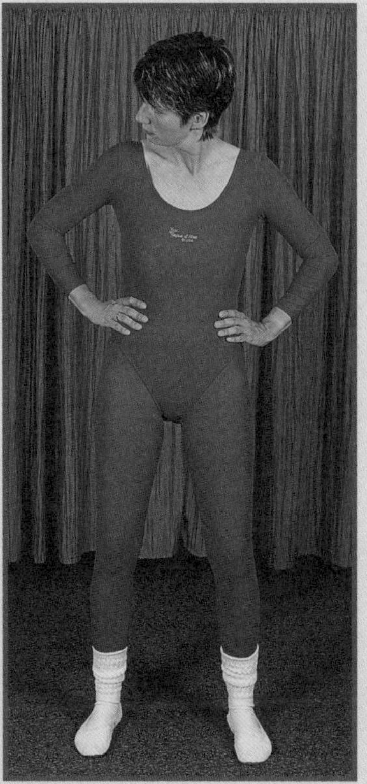

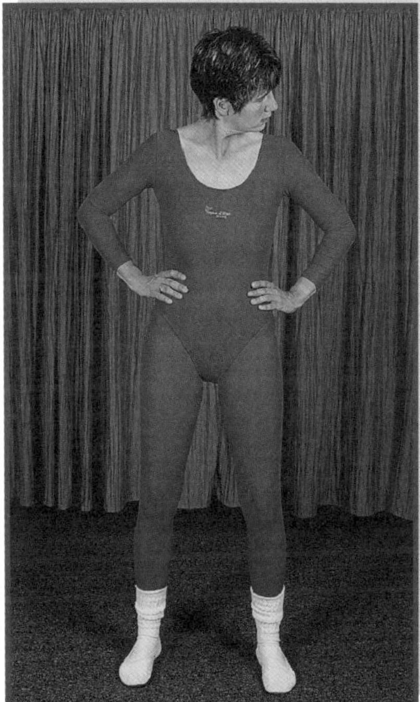

Blickrichtung ändern

◄ ▲ Stellen Sie sich etwa schulterbreit hin. Gucken Sie abwechselnd nach links und nach rechts, indem Sie Ihren Kopf erst zur einen, dann zur anderen Seite drehen.

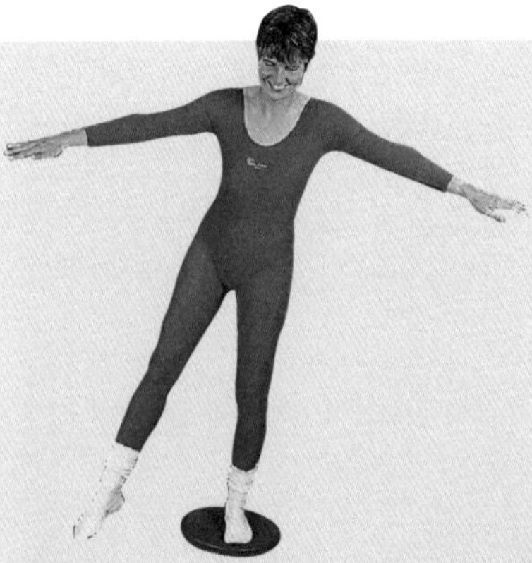

Kreiselübungen

◀▼ Für diese Übung benötigen Sie einen Gymnastikkreisel, auf den Sie sich mit einem Bein stellen. Das andere Bein heben Sie in die Luft und balancieren auf dem Kreisel.

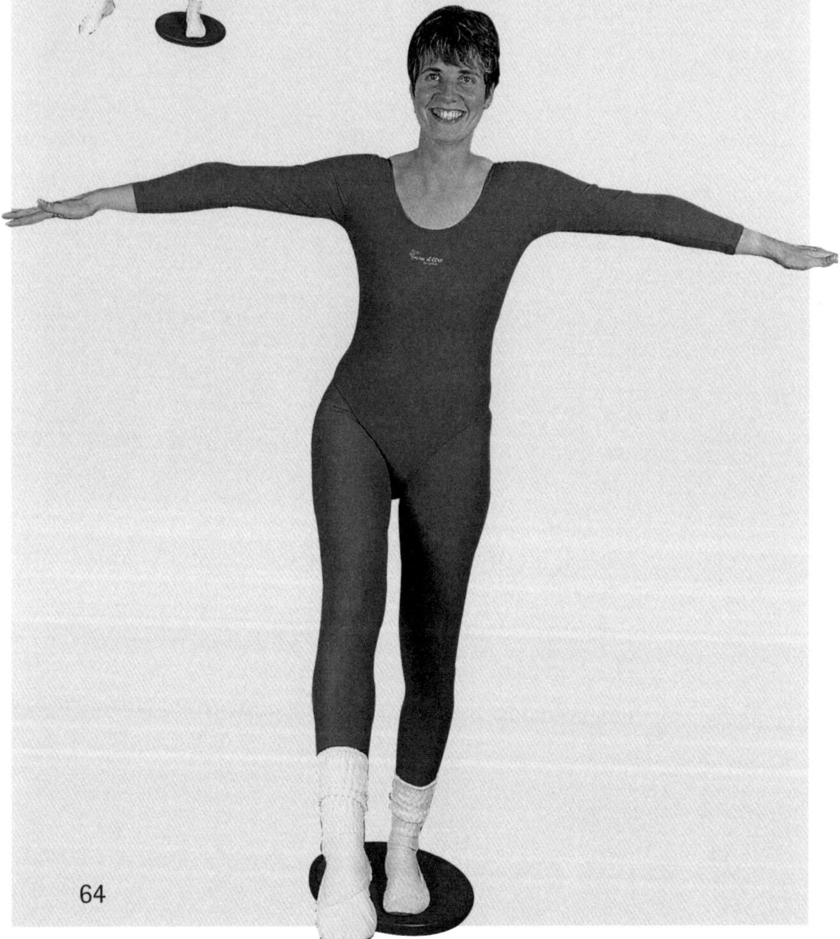

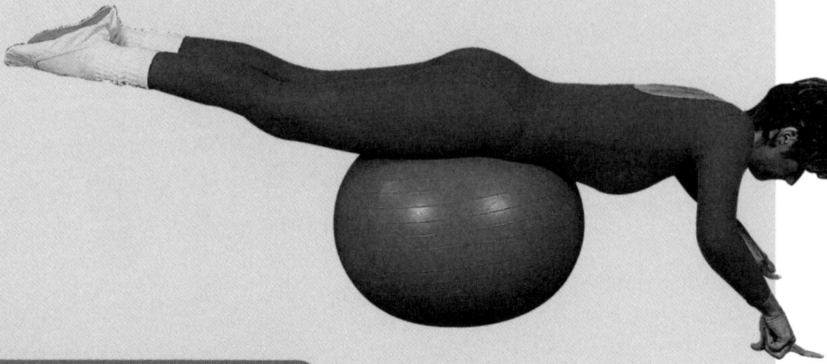

Ballübungen

▲ Legen Sie sich auf einen Pezziball, und balancieren Sie hin und her.

▼ Legen Sie den Kopf auf den Ball, stützen Sie sich ab und balancieren.

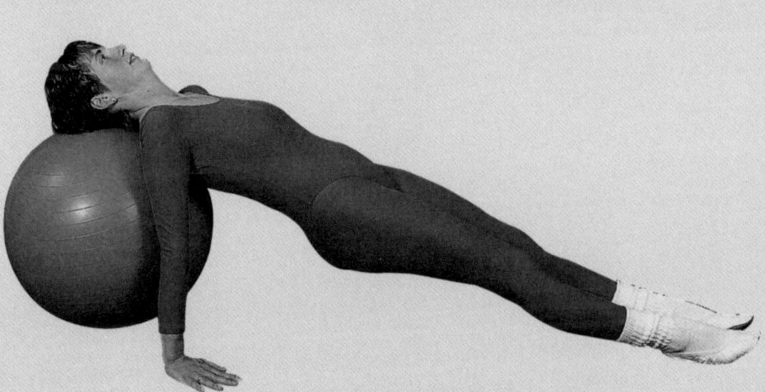

Waagestand

▼▶ Stellen Sie sich auf ein Bein und heben das andere hinten leicht an. Die Arme vor dem Körper helfen, die Balance zu halten. Dann gehen Sie ganz allmählich in den Waagestand, das heißt, Sie heben das hintere Bein soweit wie möglich hoch und strecken es, so daß der Rumpf mit nach vorn gestreckten Beinen und nach hinten gestreckten Armen eine Linie bildet.

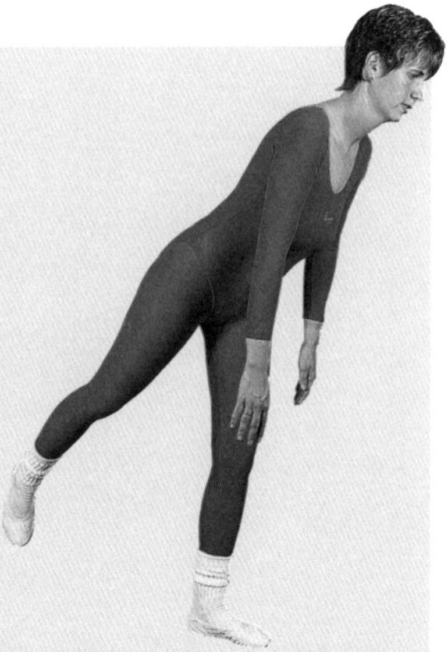

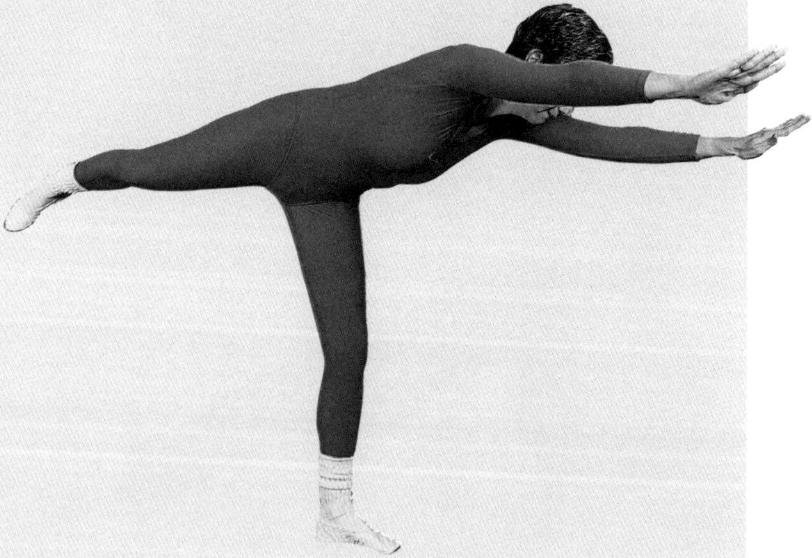

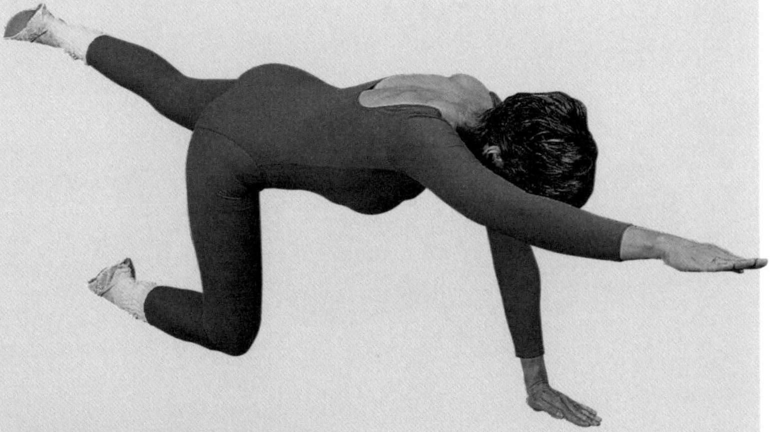

Vierfüßlerstand

▲▼ Gehen Sie auf die Knie und stützen Sie sich mit den Händen ab. Dann heben Sie einen Arm vor den Körper und strecken das entgegengesetzte Bein nach hinten aus. Position halten, dann wechseln.

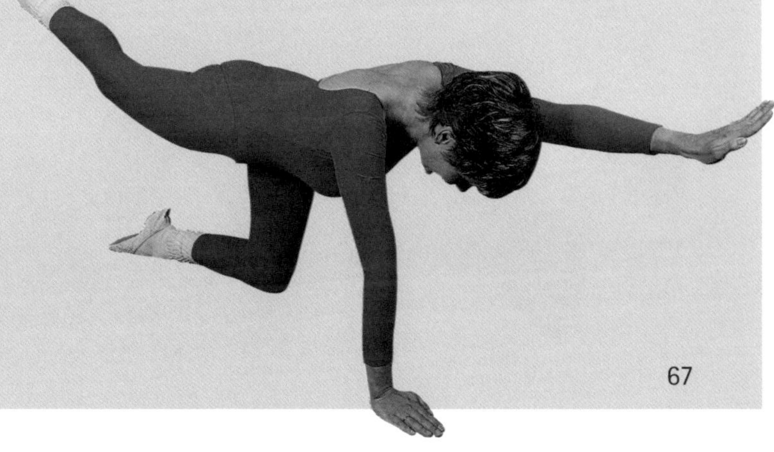

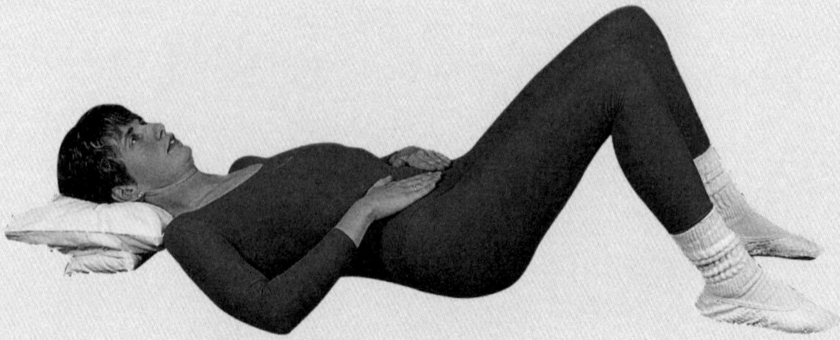

Entspannung

Atemübungen

▲▼ Legen Sie sich auf den Rükken, die Hände auf dem Bauch, und entspannen Sie sich. Versuchen Sie, Ihre Atmung zu erspüren. Legen Sie die Hände auf die Rippenbögen.

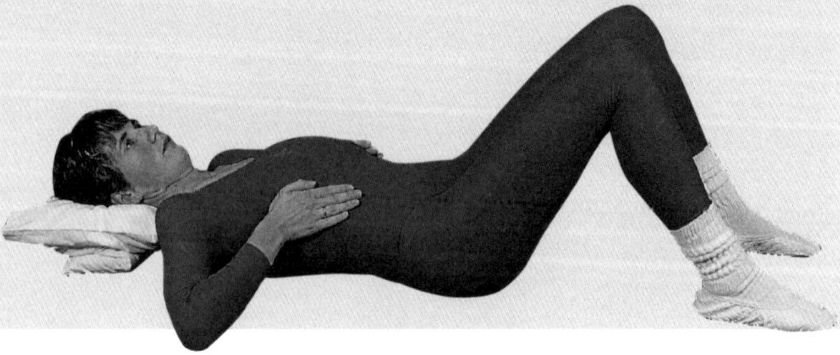

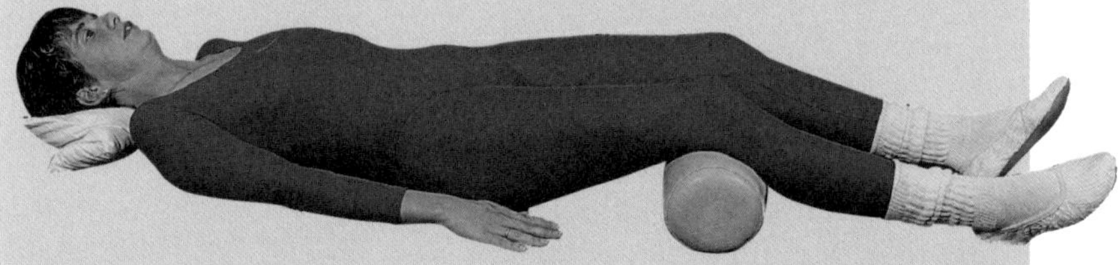

Entspannungshaltung

▲ Legen Sie sich ganz entspannt auf den Rücken, ein dünnes Kissen unter dem Kopf und eine Nackenrolle unter den Knien. Versuchen Sie, sich zu entspannen, und atmen Sie ganz ruhig. Denken Sie an etwas Schönes, und schließen Sie dabei die Augen.

Fersensitz

▼ Bei dieser Entspannungshaltung setzen Sie sich auf Ihre Unterschenkel, die Beine sind geschlossen. Die Füße liegen hinter dem Po und berühren sich. Beim Einatmen liegen Ihre Hände mit den Handflächen auf den Knien, beim Ausatmen drehen Sie die Handflächen nach außen.

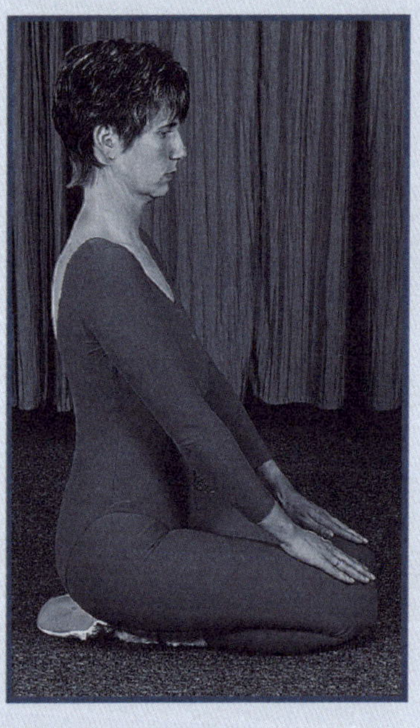

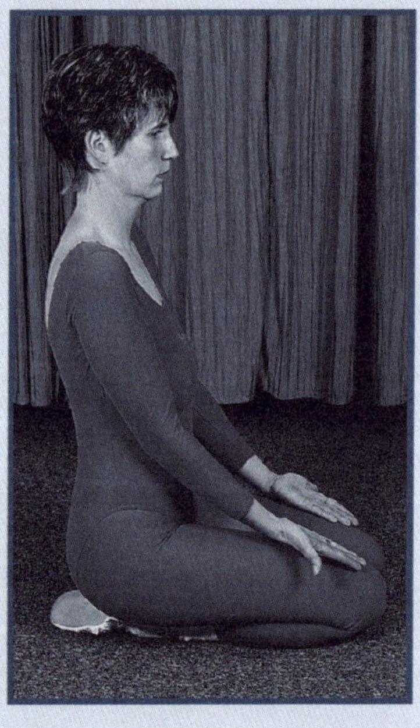

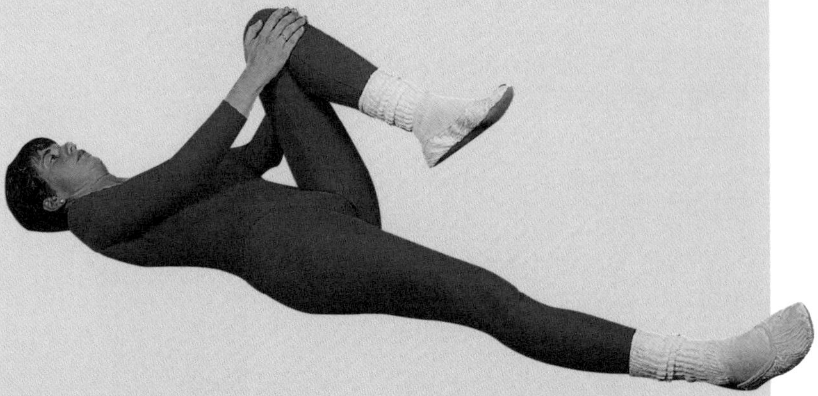

Rückenlage

▲ Legen Sie sich auf den Rücken, ziehen das eine Bein an und umklammern das Knie mit den Händen. Spannen Sie das Bein an, und entspannen Sie es sofort wieder.

Vorgebeugter Fersensitz

▼ Setzen Sie sich auf die Unterschenkel und Fersen. Beugen Sie den Oberkörper soweit wie möglich vor, und strecken Sie die Arme nach vorn. Entspannen Sie sich!

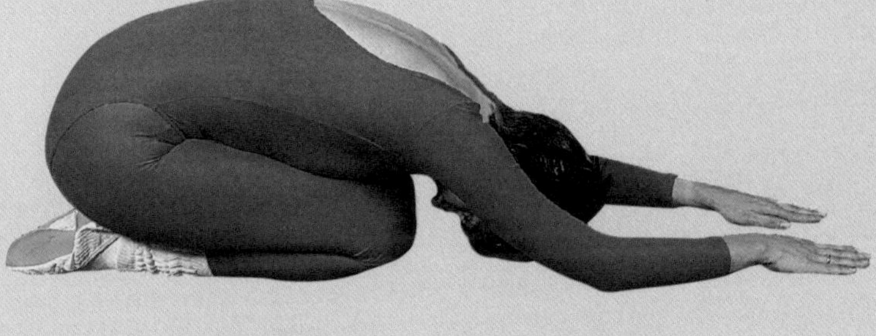

Brustdehnung

▶ Den Brustkorb weiten Sie, indem Sie sich gerade hinstellen. Die Arme hängen am Körper herab, die Handflächen sind nach außen gerichtet.

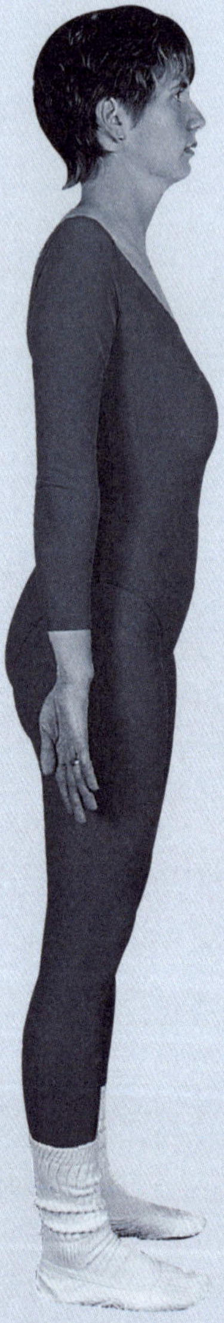

▶ Strecken Sie nun die Arme etwa auf Brusthöhe nach hinten. Dann gehen die Arme etwas hinunter, damit Sie sich an den Händen fassen können. Schauen Sie nach oben, und spüren Sie, wie sich Ihr Brustkorb weitet.

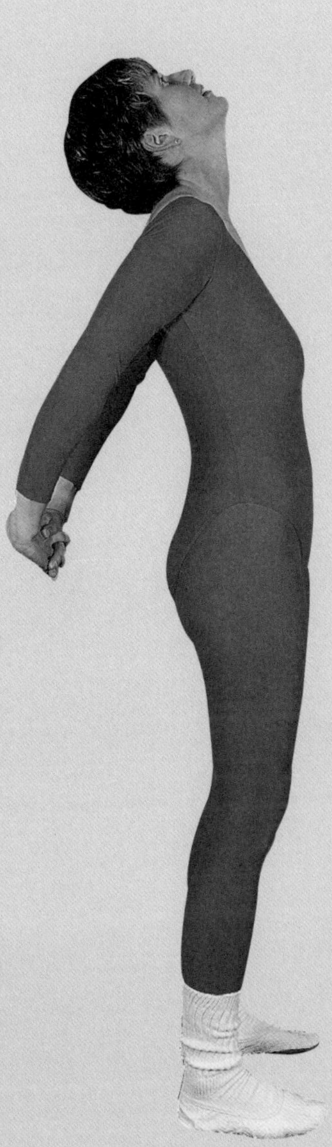

▼ Anschließend strecken Sie die Hände vor der Brust geradeaus.

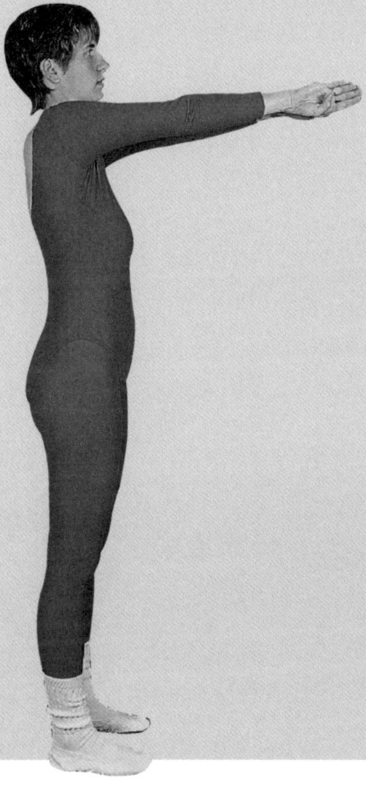

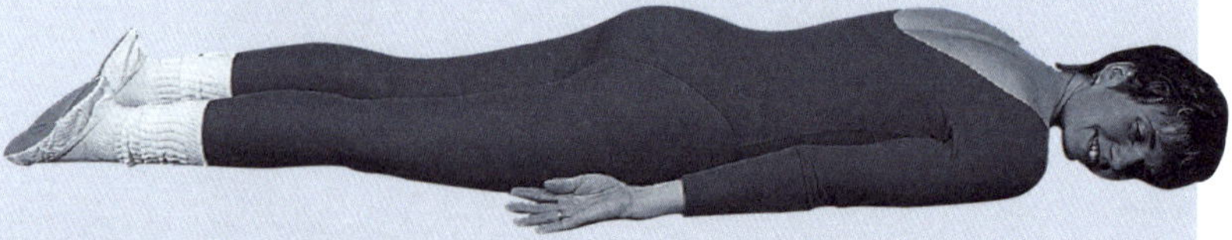

Langsames Oberkörperheben

▲ Legen Sie sich völlig entspannt auf den Bauch, die Arme locker neben sich, den Kopf zur Seite.

▼ Wenden Sie den Kopf, so daß Ihre Stirn den Boden berührt, und ziehen Sie die Arme an.

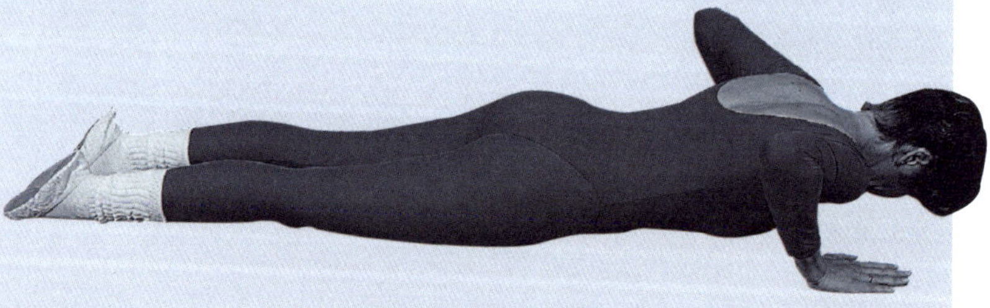

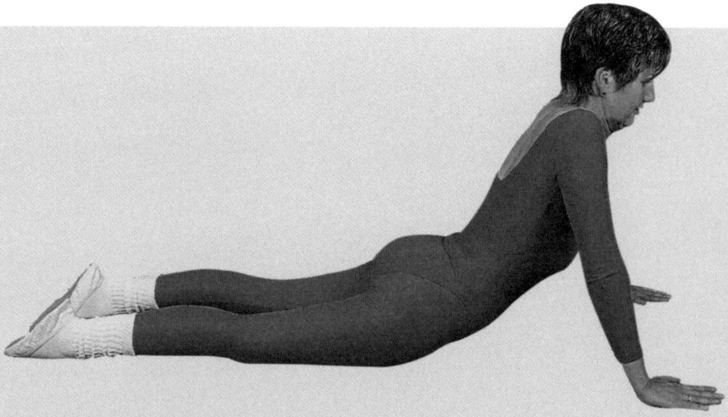

▲ Heben Sie ganz langsam den Kopf, und strecken Sie ihn nach hinten (am besten beim Einatmen). Der Oberkörper wird ebenfalls etwas aufgerichtet.

▼ Dann senken Sie den Kopf allmählich wieder nach unten und bewegen sich ganz langsam wieder in Richtung Boden. Diese Übung wiederholen Sie mehrmals.

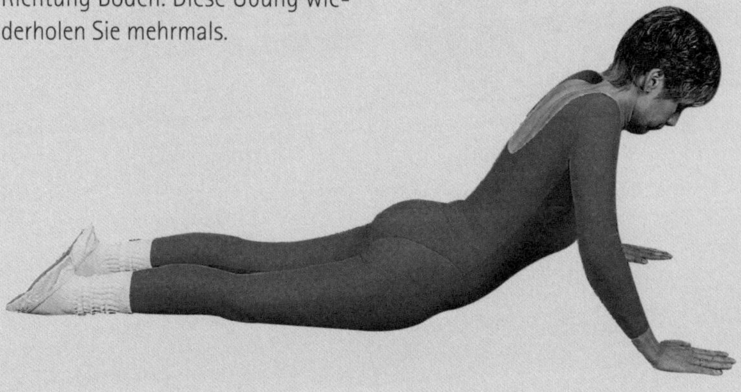

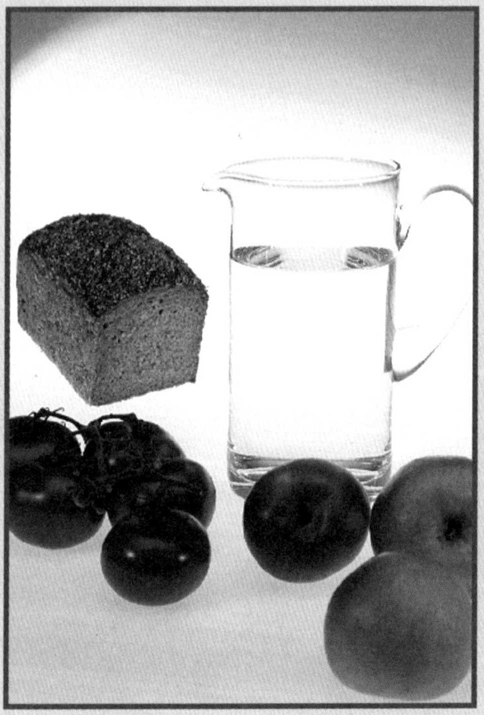

Gesund bleiben durch richtige Ernährung

Übergewicht und eine fettreiche Ernährung begünstigen sowohl die Entstehung von Arteriosklerose als auch die Erhöhung des Blutdrucks. Vor allem nach einem Herzinfarkt ist es daher sinnvoll und notwendig, diese Risikofaktoren weitgehend auszuschalten. Das gelingt durch eine gesunde, ausgewogene Ernährung, bei der Sie auf kaum etwas verzichten müssen, was Ihnen schmeckt. Ein wenig umstellen müssen Sie Ihre Ernährung jedoch schon – manche Nahrungsmittel sollten nur in Maßen genossen werden, von anderen dürfen Sie dafür um so mehr zu sich nehmen. Wie einfach es sein kann, sowohl gesund als auch gut zu essen, zeigt Ihnen das folgende Kapitel.

Wie wird man Übergewicht los?

Übergewicht trägt zu Herz-Kreislauf-Erkrankungen bei, weil es in der Regel auch den Blutdruck erhöht. Zudem nehmen Menschen mit Übergewicht oft zuviel fetthaltige Nahrungsmittel zu sich, die das Risiko für Arteriosklerose und damit für Herzerkrankungen nochmals erhöhen. Aus diesen Gründen ist es vor allem nach einem Herzinfarkt, aber selbstverständlich auch zur Vorbeugung von Herzkrankheiten wichtig, auf das Gewicht zu achten.

Auf das Gewicht achten: Das klingt nach Verzicht und Kalorienzählen, nach Hunger und wenig schmackhafter Kost. Kein Wunder, daß es für die meisten Menschen schwierig ist, eine Schlankheitskur durchzuhalten, wenn damit so negative Assoziationen verbunden werden. Jedoch ist es gar nicht so schwierig, ein bestimmtes Gewicht zu erreichen oder zu halten, wenn man seine Ernährung und seine Eßgewohnheiten ein wenig umstellt.

Warum strenge Diäten oft nichts bringen

Vielleicht kennen Sie das: Sie haben mit Hilfe einer Schlankheitskur, die Sie über mehrere Wochen durchgehalten haben, Ihr Gewicht um einige Kilogramm reduziert. Nun hören Sie auf mit der Diät und kehren zu Ihren normalen Ernährungsgewohnheiten zurück. In kürzester Zeit haben Sie die verlorenen Pfunde wieder zugenommen, doch nicht nur das: Vielleicht wiegen Sie sogar etwas mehr als vor der Diät. Rasch beginnen Sie mit der nächsten strengen Diät, doch nach dieser Schlankheitskur geht es Ihnen genauso. Warum ist das so?

Bei den meisten Diäten wird die täglich aufgenommene Kalorienzahl stark reduziert, um eine rasche Gewichtsabnahme zu erreichen. Der Körper, der es ja nicht gewohnt ist, sowenig Nahrung aufzunehmen, schaltet nach einiger Zeit den Stoffwechsel auf Sparflamme, das heißt, die Zellen verbrauchen die zugeführten Nährstoffe langsamer als sonst. Die Verlangsamung des Stoffwechsels hat seinen Grund: Mit diesem Mechanismus begegnete der Körper in früheren Zeiten Hungersnöten –

durch einen geringeren Verbrauch von Nährstoffen konnte der Organismus auch bei wenig Nahrung länger überleben.

Leider ist auch nach Abbruch der Diät der Stoffwechsel noch verlangsamt. Wenn Sie nun wieder zu Ihrer gewohnten Ernährung zurückkehren, nehmen Sie die verlorenen Pfunde rasch wieder zu, auch wenn Sie Ihrem Körper nicht übermäßig viele Kalorien, sondern nur den Tagesbedarf, den er vor der Diät hatte, zuführen. Oft sind es sogar noch einige Kilogramm mehr. Nach mehreren solchen „Enttäuschungen" geben Übergewichtige es oft auf, abnehmen zu wollen.

Diäten sind daher zur Gewichtsreduktion nicht unbedingt geeignet. Eine langfristige Umstellung der Ernährung mit einer nur leicht verringerten Kalorienzufuhr ist viel effektiver, auch wenn die Pfunde anfangs nicht so schnell „purzeln". Dafür gelingt es Ihnen, Ihr reduziertes Körpergewicht zu halten, wenn Sie bei der „neuen" Ernährung bleiben.

Wo beginnt Übergewicht?

Bevor Sie erfahren, wie Sie Ihre Ernährung am besten umstellen, sollten Sie jedoch wissen, bei welchem Gewicht man von Übergewicht spricht und ab wann es gefährlich ist. Männer errechnen ihr Normalgewicht, indem sie ihre Körpergröße in Zentimetern nehmen und davon die Zahl 100 abziehen; Frauen müssen von dem Ergebnis noch einmal 10% abziehen, dann kennen auch sie ihr Normalgewicht. Liegt das Gewicht um 10% über dem Normalgewicht, spricht man von Übergewicht.

Körpergröße und Normalgewicht

Männer						
Größe (m)	1,65	1,70	1,75	1,80	1,85	1,90
Normalgewicht (kg)	65,0	70,0	75,0	80,0	85,0	90,0
Übergewicht (kg)	71,5	77,0	82,5	88,0	93,5	99,0
Frauen						
Größe (m)	1,55	1,60	1,65	1,70	1,75	1,80
Normalgewicht (kg)	49,5	54,0	58,5	63,0	67,5	72,0
Übergewicht (kg)	55,0	60,0	65,0	70,0	75.0	80,0

Umstellung der Ernährung

Wußten Sie, daß ein Gramm Fett doppelt so viele Kilokalorien besitzt wie ein Gramm Eiweiß oder Kohlehydrate? Wer sich fettreich ernährt, nimmt daher mehr Kalorien zu sich als jemand, dessen Nahrung vorwiegend Kohlehydrate enthält. Fette sind nicht nur in Ölen, Butter und fettem Fleisch enthalten, sondern auch in Nahrungsmitteln, denen man es nicht auf den ersten Blick ansieht. Beispielsweise enthalten Chips, Pommes frites, eine große Anzahl von Saucen, aber auch zahlreiche Fertignahrungsmittel viel Fett. Wer seinen Fettkonsum reduziert, hat schon viel für sein Körpergewicht getan! Zudem verringern Sie durch einen reduzierten Fettverbrauch auch Ihr Risiko, Arteriosklerose zu bekommen, doch dazu später mehr.

Stark zuckerhaltige Nahrungsmittel (Süßigkeiten, Kuchen, Marmelade) enthalten ebenfalls meist sehr viele Kilokalorien. Sie sollten deshalb von Ihrem Speiseplan weitgehend gestrichen werden. Wenn Sie etwas „Süßes" benötigen, greifen Sie auf Obst zurück. Achten Sie bei fertigen Nahrungsmitteln ebenfalls darauf, daß Sie wenig Zucker enthalten – sogar Fischkonserven und Heringssalaten wird Zucker zugesetzt.

Von Obst und Gemüse können Sie hingegen so viel essen, wie Sie möchten. Auch Kartoffeln, die fälschlicherweise als Dickmacher gelten, haben nur wenige Kalorien – pro 100 Gramm enthalten sie 70 Kilokalorien. Dick machen die – oft fettreichen – Saucen, die zu Kartoffeln gereicht werden.

Alkohol gehört ebenfalls zu den Trägern überflüssiger Kalorien. Davon einmal abgesehen, daß übermäßiger Alkoholkonsum an sich schädlich für die Blutgefäße ist, nehmen Sie mit einem halben Bier bereits etwa 250 Kilokalorien zu sich. Auch zuckerhaltige Limonaden und Colagetränke sind kalorienreich.

Milch und Milchprodukte sollten Sie zwar nicht völlig weglassen, Sie sollten aber immer daran denken, daß auch sie viel Fett und damit eine große Anzahl Kilokalorien enthalten. Wenn Sie Käse kaufen, wählen Sie die Sorten, die nur wenig Fett in der Trockenmasse enthalten. Dabei ist es nicht nötig, auf fettreduzierte „Diät-"Käsesorten zurückzugreifen, die teurer als andere Nahrungsmittel sind: Harzer Käse beispielsweise enthält nur etwa 1% Fett, fettreduzierte Käsesorten hingegen viel mehr.

Kalorien in Lebensmitteln			
Nahrungsmittel (100 g)	Kilo-kalorien	Nahrungsmittel (100 g)	Kilo-kalorien
Milchprodukte		**Getreideprodukte**	
Gouda (45% Fett)	400	Reis	368
Harzer Käse	141	Weißbrot	260
Magerquark	82	Roggenvollkornbrot	240
Vollmilch	65	**Obst/Gemüse**	
Fleisch/Wurst		Banane	99
Hackfleisch	316	Süßkirschen	65
Schweineschnitzel	168	Äpfel	55
Pute	165	Blumenkohl	28
Salami	550	Paprika	28
Leberwurst	450	Tomaten	19

Wenn Sie Ihre Ernährung so umstellen, daß Sie auf fett- und zuckerreiche Nahrungsmittel sowie auf kalorienreiche Getränke größtenteils verzichten, werden Sie wahrscheinlich bereits etwas abnehmen oder aber zumindest Ihr Gewicht halten. Bewegen Sie sich dann zusätzlich, verlieren Sie in jedem Fall an Gewicht.

Essen Sie nicht zuviel!

Vielleicht klingt es wie eine Binsenweisheit, daß Sie nicht zuviel essen sollen, wenn Sie abnehmen wollen. Damit ist jedoch gemeint, daß Sie nicht mehr Nahrung zu sich nehmen sollen als Sie brauchen, um satt zu werden. Die meisten Menschen „verpassen" beim Essen nämlich den Punkt, an dem sie satt sind. Statt dessen essen sie mehr als eigentlich nötig wäre – vor allem wenn es gut schmeckt. Kauen Sie daher all das, was Sie zu sich nehmen, gut durch – stellt sich allmählich ein Sättigungsgefühl ein, hören Sie mit dem Essen auf. Auch wenn Sie es nicht glauben: Ihr Körper weiß genau, wieviel Nahrung Sie brauchen. Wenn Sie Ihrem Körper vertrauen, besteht im Normalfall nicht die Gefahr, an Gewicht zuzunehmen – vor allem dann nicht, wenn Sie sich vorwiegend von fettarmen Nahrungsmitteln, Obst und Gemüse ernähren.

Die „bösen" und die „guten" Fette

Von den LDL- und den HDL-Cholesterinen, die man auch als „schlechte" und „gute" Fette bezeichnen kann, haben Sie ja bereits gehört. Wenn Sie mit der Nahrung viel LDL-Cholesterin zu sich nehmen, besteht die Gefahr, daß sich die Fette, die vom Körper nicht verwendet werden, an den Innenwänden der Arterien ablagern und die Blutgefäße verengen. Vor allem nach einem Herzinfarkt sollten Sie sehr darauf achten, nicht zu viele dieser Fette zu sich zu nehmen. Keine Angst, es kommt nicht zu Mangelerscheinungen: Ihr Körper braucht die LDL-Cholesterine nicht unbedingt, denn er ist in der Lage, selbst Cholesterin herzustellen, das als Grundstoff für verschiedene Hormone dient. Auch wenn die HDL-Cholesterine eine günstige Auswirkung auf die Blutgefäße haben, weil sie das „schlechte" Cholesterin abtransportieren und „unschädlich" machen, sollten Sie von diesen Fetten ebenfalls nur eine begrenzte Menge zu sich nehmen: Ihre Waage wird es Ihnen danken – schließlich enthalten auch diese Fette viele Kilokalorien. Zudem tragen sie ebenfalls zur Erhöhung des Cholesterinspiegels bei, denn bei der Messung dieses Werts wird nicht zwischen LDL und HDL unterschieden.

Die Triglyzeride, die Fette, die vor allem in der Nahrung enthalten sind, sollten ebenfalls nicht in zu großen Mengen aufgenommen werden, denn auch sie können die Gefäße schädigen.

Nahrungsmittel, die Sie meiden sollten

Zu den Nahrungsmitteln, die eine besonders große Menge gesättigter Fettsäuren, die sich im Blut in LDL umwandeln, enthalten, gehören alle tierischen Produkte, darunter vor allem Fleisch und Wurst. Aus diesem Grund sollten Sie Ihren Fleischkonsum insbesondere nach einem Herzinfarkt erheblich einschränken – am sinnvollsten ist es, auf Fleisch ganz zu verzichten. Menschen, die sich vegetarisch ernähren, haben erwiesenermaßen ein geringeres Herzinfarktrisiko. Wenn Sie sich jedoch nicht vegetarisch ernähren können oder wollen, sollten Sie zumindest an zwei oder drei Tagen in der Woche kein Fleisch essen. An den übrigen Tagen wählen Sie statt Schweine- oder Rindfleisch lieber mageres Geflügel (ohne Haut). Innereien sollten Sie ganz weglassen, da sie besonders viel Cholesterin enthalten. Auch Schalentiere wie Garnelen und Krabben sind cholesterinreich.

Milch und Milchprodukte sollten ebenfalls nicht im Übermaß verzehrt werden. Achten Sie bereits beim Einkauf darauf, daß Käse und Milchprodukte möglichst wenig Fett enthalten. Statt Vollmilch können Sie zum Beispiel fettarme Milch kaufen, der Fettgehalt im Käse sollte 30% Fett in der Trockenmasse nicht übersteigen. Bei Hühnereiern enthält vor allem das Eigelb viel Cholesterin. Die Finger sollten Sie besser auch von industriell hergestellten Nahrungsmitteln wie Fertiggerichten lassen. Diese Speisen enthalten oft mehr Fett, als man denkt. Bereiten Sie Ihre Speisen lieber aus frischen Nahrungsmitteln zu.

Achtung

Versuchen Sie, soweit wie möglich auf Fleisch zu verzichten, aber dafür um so mehr Gemüse zu essen.

Die guten Fette in den Nahrungsmitteln

Reich an den Fetten, die dazu beitragen, den Cholesterinspiegel im Blut zu senken, sind vor allem pflanzliche Öle wie Soja-, Sonnenblumen-, Distel- und Maiskeimöl. Diese sollten Sie beim Braten statt Schmalz oder Bratenfett verwenden. Achten Sie jedoch darauf, daß sie kalt gepreßt wurden, denn nur dann sind sie reich an den – auch als mehrfach ungesättigte Fettsäuren bezeichneten – guten Fetten. Margarine enthält in der Regel ebenfalls eine größere Menge dieser Fette. Ersetzen Sie Butter durch Margarine, denn Butter ist besonders cholesterinhaltig.

Fisch enthält – mit einigen Ausnahmen – in der Regel weniger Fett als Fleisch. Bestimmten Stoffen, die vor allem in Meeresfischen vorkommen, wird zudem eine günstige Wirkung auf den Cholesterinspiegel im Blut zugeschrieben. Sie tragen dazu bei, die schädlichen LDL-Cholesterine „abzubauen". Und noch eines: Auch Bewegung kann dazu beitragen, die Menge der guten Fette, der HDL-Cholesterine, im Blut zu erhöhen. Kombinieren Sie daher eine möglichst fettarme Ernährung mit Bewegung, zahlt sich das für Ihre Gefäße aus.

Ernähren Sie sich ausgewogen!

Unsere Nahrung besteht nicht nur aus Fetten, sondern auch aus Eiweiß (Proteinen) und Kohlehydraten. All diese Nahrungsbestandteile benötigen wir zum Leben, im Übermaß genossen können jedoch vor allem Fette und Eiweiße ungesund sein. Am gesündesten ist es, wenn die Nahrung zu 60% aus Kohlehydraten, zu 30% aus Fetten und zu 10% aus Proteinen besteht. Diese Nahrungszusammensetzung bezeichnet man auch als ausgewogene Ernährung. Herzinfarktpatienten sollten den Fettanteil in der Nahrung noch auf etwa 20% reduzieren und den Kohlehydratanteil auf ungefähr 70% erhöhen, um sich gesund zu ernähren.

Wie man ausreichend Kohlehydrate zu sich nimmt

Kohlehydrate sind in fast allen pflanzlichen Nahrungsmitteln enthalten. Sie merken schon: Nicht nur, daß es günstig ist, viel Obst und Gemüse, viele Getreideprodukte sowie Kartoffeln zu essen, weil diese Lebensmittel nur wenig gefäßschädigende Fette enthalten, es ist auch sinnvoll, sie in größeren Mengen zu sich zu nehmen, um den Bedarf an Kohlehydraten zu decken.

Pflanzliche Nahrungsmittel haben zudem den Vorteil, daß sie zu einem Großteil aus den sogenannten Ballaststoffen bestehen. Das sind Faserstoffe, die im Darm nur unzureichend aufgespalten werden können und daher zu einem Großteil wieder ausgeschieden werden. Der Pflanzenbestandteil Zellulose zählt beispielsweise zu den Ballaststoffen. Ballaststoffe binden zudem Wasser im Darm. Durch diese pflanzlichen Nahrungsbestandteile wird der Darm gut gefüllt, so daß auch die Verdauung besser funktioniert. Jemand, der viele Ballaststoffe zu sich nimmt, wird daher selten unter Verstopfung leiden. Außerdem können Gift- und Schadstoffe, die in der Nahrung enthalten sind, den Darm bei einer gut funktionierenden Verdauung schneller passieren. Zusätzlich werden die Schadstoffe von den Ballaststoffen eingehüllt. Dies hat zur Folge, daß sie weniger Schäden im Körper anrichten können – Darmkrebs ist bei Personen, die sich vorwiegend von pflanzlicher Kost ernähren, beispielsweise seltener als bei Menschen, die vor allem tierische Produkte zu sich nehmen.

Doch zurück zu den anderen Kohlehydraten: Zucker gehört zwar auch zu diesen Grundbausteinen der Ernährung, doch ist es selbstverständlich, daß er nur in geringen Mengen in der Nahrung enthalten sein sollte – schon allein dem Gewicht zuliebe. Seinen Zuckerbedarf kann der Organismus auch aus süßen Früchten decken.

Verzichten sollten Herzinfarktpatienten auf pflanzliche Nahrungsmittel, die neben Kohlehydraten viel Fett enthalten – die gibt es nämlich auch. Dazu zählen Avocados und Oliven.

Proteine – auch in pflanzlicher Kost enthalten

Die meisten Menschen denken, daß Proteine nur in tierischen Nahrungsmitteln vorkommen. Das ist falsch. Eiweiße sind auch in pflanzlichen Produkten enthalten, und es ist möglich, den täglichen Proteinbedarf nur durch pflanzliche Kost zu decken. Wer zu viele tierische Nahrungsmittel zu sich nimmt, führt seinem Körper meist mehr Eiweiß zu, als gesund ist. Sie erinnern sich: Im Rahmen einer ausgewogenen Kost soll der Anteil der Proteine an der Nahrung nur etwa 10% betragen.

Eiweiße bestehen aus den sogenannten Aminosäuren. Die sogenannten essentiellen Aminosäuren müssen dem Körper mit der Nahrung zugeführt werden, da er sie nicht selbst herstellen kann. Alle dieser Aminosäuren sind in pflanzlichen Produkten enthalten – jedoch enthält nicht jedes pflanzliche Nahrungsmittel alle dieser wichtigen Aminosäuren. Wichtig ist es, möglichst täglich sowohl Hülsenfrüchte wie Bohnen und Erbsen als auch Getreideprodukte zu essen, dann brauchen Sie sich keine Sorgen zu machen, ob Ihr Körper auch wirklich alle lebensnotwendigen Aminosäuren erhalten hat.

Sie können Ihren Eiweißbedarf selbstverständlich auch aus pflanzlicher Kost sowie tierischen Nahrungsmitteln decken. Allerdings sollten sie nur etwa 35% der benötigten Proteine aus tierischen Produkten beziehen, 65% der Proteine sollten immer noch aus pflanzlicher Nahrung stammen. Zu den Nahrungsmitteln, die viel Eiweiß enthalten, gehören Hülsenfrüchte, Getreide, Eier, Milch, Milchprodukte wie Käse, Joghurt und Quark, Fleisch und Fisch.

Auf die Zubereitung kommt es an!

Daß Rohkost gesund ist, weiß inzwischen jedes Kind. Schließlich enthalten naturbelassene Lebensmittel die meisten Vitamine, und Vitamine gehören zu einer gesunden Ernährung. Bei jeder Art von Zubereitung gehen Vitamine verloren – selbst wenn Sie Gemüse wie rohe Paprika in Streifen oder Stücke schneiden und es bis zum Verzehr einige Zeit liegen lassen, „verflüchtigt" sich ein Teil der Vitamine. Aus diesem Grund ist es sinnvoll, soviel frisches Obst und Gemüse zu essen wie möglich. Man möchte sich jedoch nicht nur von Rohkost ernähren – daher nun einige Tips zur schonenden Zubereitung von Nahrungsmitteln.

Wenn Sie Gemüse kochen, geht der Großteil der Vitamine verloren. Sinnvoller ist es daher, Gemüse in heißem Wasserdampf zu garen. Dazu können Sie zum Beispiel ein Sieb in einen mit nur wenig Wasser gefüllten Topf hängen, in das sie das Gemüse geben. Wenn Sie Gemüse braten möchten, benutzen Sie dazu so wenig Öl (natürlich Pflanzenöl) wie möglich – schließlich gehört Öl zur Gruppe der Fette, die vor allem Herzinfarktpatienten nur in begrenzter Menge zu sich nehmen sollen. Wenn Sie einen Wok besitzen, garen Sie Ihr Gemüse darin statt in einer Pfanne. Es behält eine größere Menge an Vitaminen und seinen Biß.

Auch wenn Sie Fleisch zubereiten, sollten Sie nur wenig Fett verwenden. Grillen (jedoch nicht über Holzkohle, sondern auf einem „heißen Stein") gehört zu den Methoden der Fleischzubereitung, bei der Sie kein Öl benutzen müssen.

Auf fette Saucen sollten Herzkranke ganz verzichten. Kartoffeln schmecken beispielsweise auch ohne Sauce gut, wenn Sie Kräuter darüber streuen. Machen Sie einen Salat an, benutzen Sie für das Dressing entweder Magerjoghurt oder Essig und ein wenig Öl. Mayonnaise, Sahne sowie Fertigdressings haben in Ihrem Salat nichts zu suchen, denn sie sind zu fettreich.

Wieviel Salz ist erlaubt?

Salz – vor allem der Salzbestandteil Natrium – begünstigt die Entstehung von Bluthochdruck, vor allem wenn die Nieren geschädigt sind. Herzinfarktpatienten sollten daher ihren Salzkonsum einschränken, vor allem wenn ihr Blutdruck bereits erhöht ist.

Leider nehmen wir mit unserer Nahrung Tag für Tag mehr Salz zu uns, als gesund ist: Höchstens fünf Gramm Kochsalz täglich sollte unsere Nahrung enthalten, in der Regel führen wir dem Körper aber zehn bis 15 Gramm zu. Bei bestehender Herzerkrankung sollte die Salzmenge noch weiter reduziert werden: Drei Gramm Kochsalz pro Tag sind genug.

Mit dem Salz ist es genau wie mit dem Zucker und den Fetten: Es ist in vielen Nahrungsmitteln bereits enthalten, ohne daß wir davon wissen oder daran denken. Salz kommt zum Beispiel in Brot, Käse, Schinken, Salami und vielen Fertigprodukten vor. Sie sollten daher beim Einkauf auf Nahrungsmittel verzichten, von denen Sie wissen, daß sie besonders viel Salz enthalten. Das sind in der Regel auch die Nahrungsmittel, die Sie meiden sollen, weil sie zuviel Fett enthalten.

> **Ratschlag**
>
> *Salzen Sie die Speisen, die Sie zubereiten, nicht zu stark. Die meisten Nahrungsmittel, die wir kaufen, enthalten genug Kochsalz.*

Die Speisen, die Sie selbst zubereiten, sollten Sie wenig salzen. Greifen Sie lieber zu Kräutern, um den Geschmack zu verfeinern.

Fertigprodukte, Konserven und das Essen im Restaurant

Konserven und industriell hergestellte Fertiglebensmittel gehören nicht zu einer ausgewogenen Ernährung. Sie enthalten meist eine Reihe von Konservierungsmitteln, um sie haltbar zu machen, jedoch oft kaum noch Vitamine. Zudem wissen Sie bei Fertiggerichten nicht, wie fettreich sie sind. Frische Produkte sind immer gesünder. Natürlich hat man nicht immer Zeit und Lust, frisches Gemüse zu säubern, zu zerkleinern und zu kochen. Für diesen Fall können Sie auf Tiefkühlgemüse ausweichen. Es enthält wesentlich mehr lebensnotwendige Stoffe als Konservengemüse.

Achten Sie auch auf Ihre Ernährung, wenn Sie zum Essen in ein Restaurant gehen. Die meisten Lokale bereiten heute bereits viele Speisen fettarm zu, denn schwere Gerichte sind nicht mehr so beliebt. Auch in Gaststätten, die auf gutbürgerliches Essen spezialisiert sind, bekommen Sie gute Salate und gegrillte Gerichte. Wenn Sie nicht sicher sind, ob ein Gericht viel Fett enthält, fragen Sie den Kellner, und erklären Sie ihm Ihre Situation.

Helfen Vitamine bei Herzkrankheiten?

Kennen Sie die sogenannten freien Radikale? Das sind Teilchen, die mit jedem Atemzug in unseren Körper eindringen und zum Beispiel auch im Zigarettenrauch in großen Mengen enthalten sind. Diese freien Radikale können die Körperzellen schädigen, wenn sie in zu großen Mengen im Körper vorkommen. Sie sind unter anderem an der Entstehung von Krebs beteiligt, sie tragen zur Hautalterung bei, und sie können die Arterienwände schädigen. Zudem sorgen sie dafür, daß sich Fettstoffe, die im Blut kreisen, leichter an den Arterienwänden absetzen können. Freie Radikale können unter Umständen also zu einer Herzerkrankung beitragen, wenn sie nicht unschädlich gemacht werden. Was das alles mit den Vitaminen zu tun hat, fragen Sie sich nun? Ganz einfach: Bestimmte Vitamine gehören zu den Stoffen, die gegen die freien Radikale angehen. Solche Stoffe werden auch als Antioxidantien bezeichnet.

Welche Vitamine schützen vor freien Radikalen?

Vitamin C, das Vitamin, dem nachgesagt wird, das es auch vor Erkältungskrankheiten bis zu einem gewissen Grad schützt, gehört zu den wirksamsten Antioxidantien. Doch nicht nur das: Es ist auch für die Bildung des Bindegewebes notwendig. Wenn Vitamin C in der Nahrung fehlt, kommt es zu Mangelerscheinungen wie Zahnfleischbluten und der verzögerten Heilung von Wunden. Wenn Sie sich als Herzinfarktpatient an die Regeln der ausgewogenen Ernährung halten, brauchen Sie jedoch nicht zu befürchten, daß es zu einem Vitamin-C-Mangel kommt – schließlich enthält vor allem frisches Obst und Gemüse größere Mengen dieses für den Schutz der Arterien so wichtigen Vitamins.

Doch auch das Vitamin E, das vor allem in pflanzlichen Ölen vorkommt, macht die freien Radikale unschädlich und trägt somit dazu bei, die Arterien gesund zu erhalten.

Der Farbstoff Beta-Karotin, der auch als Provitamin A bezeichnet wird und in gelben, orangen und grünen Gemüsesorten vorkommt, ist ein ausgezeichnetes Antioxidantium und schützt vor freien Radikalen.

Der Sinn von Vitaminpräparaten

Auch wenn es die Werbung uns vorgaukelt: Das Einnehmen von Vitaminpräparaten ist nicht unbedingt gesund. Sowohl der Mangel an Vitaminen als auch ein Vitaminüberschuß kann im Körper Schäden hervorrufen. So können beispielsweise Nierensteine entstehen und Magen- und Darmbeschwerden auftreten, wenn man zuviel Vitamin C zu sich nimmt, von dem der Körper täglich etwa 60 Milligramm (mg) benötigt. Die Menge Vitamin E, die der Körper pro Tag braucht, liegt bei ungefähr 10 mg.

Wenn Sie sich die Tabelle auf dieser Seite ansehen, können Sie sich bestimmt vorstellen, daß es nicht allzu schwierig ist, seinen Vitamin-C- und Vitamin-E-Bedarf durch Nahrungsmittel zu decken, besonders wenn man viele pflanzliche Produkte zu sich nimmt. Aus diesem Grund ist es auch nicht notwendig, zu Vitaminpräparaten zu greifen, wenn man sich gesund und ausgewogen ernährt.

Auch der Bedarf an den anderen Vitaminen, die für den Organismus notwendig sind, wird durch eine abwechslungsreiche Kost gedeckt. Auch Vegetarier bekommen mit der Nahrung alle Vitamine, die sie brauchen. Sie müssen allerdings aufpassen, daß sie genug Vitamin B_{12} zu sich nehmen, denn dies Vitamin kommt nur in tierischen Nahrungsmitteln (vor allem in Fleisch und Fisch, aber auch in Joghurt) vor, ist jedoch ebenfalls in Sauerkraut enthalten.

Vitaminpräparate sollten Sie nur dann nehmen, wenn der Arzt bei Ihnen einen Vitaminmangel feststellt und Ihnen die Einnahme von zusätzlichen Vitaminen empfiehlt.

Nahrungsmittel mit Vitamin C und E

Nahrungsmittel (100 g)	Vitamin C-gehalt (mg)	Nahrungsmittel (100 g)	Vitamin E-gehalt (mg)
Kiwi	250	Weizenkeimöl	215
Paprika	140	Sonnenblumenöl	55
Grünkohl	105	Margarine	15
Apfelsinen	50	Frischer Mais	2

Eßgewohnheiten ändern

Ganz wichtig für Herzinfarktpatienten ist es, in Ruhe zu essen. Das hat mehrere Gründe: Erstens bemerkt man schneller, wann man satt ist, wenn man sich zum Essen Zeit läßt. Zweitens gerät man in Streß, wenn man das Essen unter Zeitdruck hastig hinunterschlingt, und Streß ist besonders für Herzinfarktpatienten ungesund. Drittens achtet man nicht so genau darauf, was man zu sich nimmt, wenn man die Mahlzeiten in Eile einnimmt, so daß die Gefahr besteht, dem Körper mehr Fette zuzuführen, als gut ist. Wer sich Ruhe und Zeit zum Essen nimmt, hat weniger mit Übergewicht zu kämpfen, ist entspannter und nimmt insgesamt gesündere Kost zu sich.

Setzen Sie sich zum Essen hin!

Genug Zeit zum Essen nimmt man sich nur, wenn man für die Nahrungsaufnahme ganz bewußt den Alltag unterbricht. Aus diesem Grund sollten Sie sich zum Essen immer an einen (vielleicht sogar schön gedeckten) Tisch setzen. Konzentrieren Sie sich allein auf das Essen, und genießen Sie es. Nebenher die Zeitung zu lesen oder fernzusehen, lenkt Sie nur vom Essen ab.

Genießen kann man sein Essen nur, wenn man es in entspannter, netter Atmosphäre zu sich nimmt. Verschieben Sie deshalb unangenehme Gespräche mit der Familie auf einen Zeitpunkt nach dem Essen. Auch Meinungsverschiedenheiten sollten nicht am Eßtisch ausgefochten werden. Streits am Tisch verderben allen nur den Appetit und versetzen Sie in Streß – und das zu einem Zeitpunkt, zu dem man seinem Körper etwas Gutes tun möchte.

Wenn Sie es schaffen, Ihre Nahrung dann noch gründlich zu kauen und mit dem Essen aufzuhören, wenn Sie satt sind, werden Sie sicher kaum noch Probleme mit Übergewicht bekommen. Sie müssen sich allerdings angewöhnen, Reste auf dem Teller liegenzulassen. Wer seinen Teller stets leer macht, weil er es in der Kindheit so gelernt hat, hat eher mit Übergewicht zu kämpfen. Und Übergewicht gehört – wie Sie wissen – zu den Faktoren, die das Risiko für Herzkrankheiten erhöhen, da meistens mit Übergewicht auch Bluthochdruck einhergeht.

Weitere Hilfe

Auf den letzten Seiten dieses Buches finden Sie einen Überblick über die Medikamente, die zur Behandlung und Vorbeugung von Herzkrankheiten eingesetzt werden, ihre Vorteile und ihre Nebenwirkungen. Zudem erfahren Sie, an wen Sie sich wenden können, wenn Sie weitere Informationen über Ihre Krankheit benötigen oder sich einer Selbsthilfegruppe für Herzkranke anschließen möchten.

Medikamente auf dem Prüfstand

Wie Sie wissen, gibt es viele verschiedene Arzneimittel, die unter anderem die Blutgerinnung hemmen, den Blutdruck senken, die Leistung des Herzens verbessern und die Blutfettwerte senken. Für wen sie geeignet sind und was für Nebenwirkungen sie hervorrufen können, entnehmen Sie der folgenden Tabelle.

Medikamente nach dem Herzinfarkt

Medikamente, die den Blutdruck senken

Beta-Rezeptorenblocker (Beta-Blocker)
Wirkung: Senken den Blutdruck, indem sie die blutdruckerhöhende Wirkung der beiden Streßhormone Adrenalin und Noradrenalin ausschalten.
Besonders geeignet für: Patienten mit Angina pectoris, Personen, die unter großen Belastungen stehen, Herzinfarktpatienten.
Nicht oder weniger gut geeignet für: Asthmatiker, Diabetiker.
Nebenwirkungen: Müdigkeit, depressive Verstimmungen, Schlafstörungen, Verlangsamung des Herzschlages.

ACE-Hemmer (Angiotensin-Conversions-Enzym-Hemmer)
Wirkung: Hemmen die Wirkung des Hormons Angiotensin II, das die Gefäße verengt und dadurch den Blutdruck erhöht.
Besonders geeignet für: Patienten mit Angina pectoris, Herzinfarktpatienten.
Nicht oder weniger gut geeignet für: Keine Gegenanzeigen bekannt.
Nebenwirkungen: Selten Nieren- und Leberschäden sowie Veränderungen im Blutbild, Herzklopfen, Kopfschmerzen, manchmal Schwindelgefühle.

Kalziumantagonisten
Wirkung: Die Mittel hemmen die Wirkung von Kalzium, das dazu beiträgt, daß sich die Muskelschicht von Arterien zusammenzieht, wodurch die Arterie verengt wird und der Blutdruck steigt.
Besonders geeignet für: Patienten mit Angina pectoris, Herzinfarktpatienten, eventuell gegen Herzrhythmusstörungen.
Nebenwirkungen: Rötung des Gesichts, erhöhter oder verlangsamter Herzschlag, Wassereinlagerungen im Körper (Ödeme) und Verstopfung, selten Leberfunktionsstörungen.

Diuretika (Harntreibende Mittel)
Wirkung: Steigern die Ausscheidung von Wasser und Natrium (Kochsalz) über die Nieren und senken dadurch die Blutmenge in den Gefäßen, so daß der Blutdruck sinkt.
Besonders geeignet für: Patienten mit Herzschwäche, Herzinfarktpatienten.
Nebenwirkungen: Senkung des Kaliumspiegels im Blut, was zu Herzrhythmusstörungen, Wadenkrämpfen und Verstopfung führen kann. Anstieg der Harnsäure-, der Zucker- und der Fettwerte im Blut.

Reserpin
Wirkung: Wirkt auf das vegetative Nervensystem und senkt dadurch den Blutdruck.
Besonders geeignet für: Patienten mit hohem Blutdruck.
Nicht oder weniger gut geeignet für: Patienten mit Depressionen.
Nebenwirkungen: Depressionen, Magengeschwüre, Störungen der Verdauung, Austrocknung der Schleimhäute.

Imidazolin-Rezeptoren
Wirkung: Erweiterung der Blutgefäße.
Besonders geeignet für: Patienten mit leichtem Bluthochdruck.
Nebenwirkungen: Blähungen

Mittel, die die Blutgerinnung hemmen

Marcumar
Wirkung: Hemmt die Bildung von Blutbestandteilen, die für die Blutgerinnung notwendig sind.
Besonders geeignet für: Herzinfarktpatienten
Nicht oder weniger gut geeignet für: Patienten mit Magengeschwüren, darf nicht zusammen mit ASS genommen werden.
Nebenwirkungen: Erhöhte Blutungsneigung selbst aus kleineren Wunden.

Acetylsalicylsäure (ASS, Aspirin)
Wirkung: Hemmt die Bildung von Thrombozyten, die zur Blutgerinnung beitragen.
Besonders geeignet für: Patienten mit Angina pectoris, Herzinfarktpatienten.
Nicht oder weniger gut geeignet bei: Magengeschwüren
Nebenwirkungen: Selten Magenblutungen.

Medikamente zur Senkung der Blutfettwerte

Fibrate
Wirkung: Abbau von Cholesterin
Besonders geeignet für: Patienten mit hohen Blutfettwerten.
Nebenwirkungen: Gallensteine, Erkrankungen der Gallenblase; die Einnahme von Fibraten ist umstritten, da nicht sicher ist, ob der Nutzen die Schäden, die diese Medikamente anrichten können, überwiegt.

Anionenaustauscherharze (Colestipol, Colestyramin)
Wirkung: Abbau von Cholesterin.
Besonders geeignet für: Patienten mit erhöhten Blutfettwerten.
Nebenwirkungen: Magen- und Darmbeschwerden.

An wen kann ich mich wenden?

Die folgenden Institutionen und Organisationen helfen Ihnen weiter, wenn Sie weitere Fragen zu Ihrer Krankheit, zur Ernährung bei Herzkrankheiten und zu Koronarsport haben, andere Informationen benötigen oder auf der Suche nach einer Selbsthilfegruppe sind.

Deutsche Arbeitsgemeinschaft
für Kardiologische Prävention und Rehabilitation e. V.
in der Theresienklinik
Herbert-Hellmann-Allee 11
79189 Bad Krozingen
Tel.: 0 76 33/40 40

Deutsche Gesellschaft
für Herz-Kreislaufforschung
Universitätsstraße 1
40225 Düsseldorf
Fax: 02 11/8 11 26 72

Deutsche Herzstiftung e. V.
Vogtstraße 50
60322 Frankfurt am Main
Tel.: 0 69/9 55 12 80

Deutsche Hypertonie-Gesellschaft
Berliner Straße 46
69120 Heidelberg
Tel.: 0 62 21/41 17 74

Bundeszentrale für gesundheitliche Aufklärung
Ostmerheimer Straße 200
Postfach 91 01 52
51071 Köln
Tel.: 02 21/8 99 21

Deutsche Gesellschaft für Ernährung e. V.
Im Vogelsgesang 40
60488 Frankfurt am Main
Tel.: 0 69/9 76 80 30

Deutscher Verband für Gesundheitssport und Sporttherapie e. V.
Vogelsanger Weg 48
50354 Hürth
Tel.: 0 22 33/6 50 17

Adresse des Autors
Klaus Breyer
MTZ
Medizinisches Trainingszentrum
Rotebühlplatz 5
70178 Stuttgart